AF596025

QUELQUES CONSIDÉRATIONS

SUR LA

RÉIMPLANTATION DES DENTS

PAR

Félix CASTINEL

DOCTEUR EN MÉDECINE DE LA FACULTÉ DE PARIS

PARIS

ALPHONSE DERENNE

52, Boulevard Saint-Michel, 52

1882

QUELQUES CONSIDÉRATIONS

SUR LA

RÉIMPLANTATION DES DENTS

INTRODUCTION

Dans le cours de mes études en médecine, j'ai vu pratiquer plusieurs fois la réimplantation des dents, et j'ai pu en observer deux cas, jour par jour, pendant plusieurs années.

Ces deux opérations ont été faites d'après la méthode de MM. Magitot et David, décrite pour la première fois par ce dernier, dans sa thèse inaugurale du mois d'août 1877, intitulée : *de la greffe dentaire*.

Le mot de greffe indique toute une doctrine.

Ces deux auteurs croient que les dents réimplantées continuent à vivre, pourvu que la remise en place de la dent se fasse avant l'expiration de sa propre vitalité.

La dent pour eux n'est qu'un bourgeon, et quand on la réimplante on fait une véritable *greffe*. Ces auteurs apportent tous les jours des preuves nouvelles à l'appui de leur opinion.

Le mécanisme par lequel les dents réimplantées se consolident n'est pas la pensée dominante de cette étude.

Je veux rester sur un terrain absolument pratique et examiner seulement si les résultats connus jusqu'à aujourd'hui nous invitent et nous autorisent à pratiquer la réimplantation des dents, quel que soit le processus de leur consolidation.

Je pourrais trouver dans les publications de MM. Magitot et David des faits nombreux qui me permettraient de résoudre cette question.

J'ai voulu apporter, à titre de documents, deux observations nouvelles.

Elles ont eu pour sujet et auteur un étudiant en médecine ; c'est dire avec quel soin tous les détails sont relevés. Tout y est relaté, tout ce qui est subjectif y est rendu avec justesse ; ce qui manque le plus souvent dans les observations de nos maîtres eux-mêmes, parce que la plupart du temps le malade exprime mal ses sensations : ou il les exagère, ou il les laisse passer inaperçues.

De plus ces deux observations portent sur une durée de trois ans dans un cas, de deux ans dans l'autre. Elles ont par conséquent une certaine valeur pour juger le résultat définitif de l'opération.

Bien que je n'aie pas voulu traiter du mécanisme de la consolidation des dents réimplantées, l'appréciation des deux observations que je rapporte me conduit pour ainsi dire malgré moi à aborder ce sujet en quelques mots. Les faits une fois relatés, il était naturel de chercher quelle est la théorie qui les explique le mieux.

Je citerai une troisième observation que je dois à l'obligeance de M. Poinsot, professeur à l'école dentaire libre de Paris.

Pour ne pas interrompre l'exposé de notre travail personnel, je crois devoir commencer par faire connaître les théories émises au sujet de la consolidation des dents et aujourd'hui en présence. Nous verrons plus tard celle que nous devons adopter.

Dans un premier chapitre je parlerai donc de ces théories. J'exposerai d'abord celle de la greffe dentaire, aujourd'hui en faveur. Elle a été émise par M. David en 1877 et depuis a toujours été vaillamment défendue par son auteur. Je rappellerai en même temps une ancienne théorie émise par Mitscherlich, parce que notre deuxième observation paraît la justifier.

Dans un deuxième chapitre, consacré à la réimplantation, j'exposerai mon travail personnel.

Il comprendra les subdivisions suivantes :

Historique dela réimplantation.

Exposé anatomique et physiologique relatif à la dent.

Phénomènes qui se passent après l'extraction d'une dent.

Discussion.

Indications de la réimplantation.

Trois observations de réimplantation.

Conclusions.

Mais avant de commencer, je dois remercier M. David de la complaisance avec laquelle il a mis à ma disposition les publications faites jusqu'à ce jour sur la greffe dentaire, ce qui m'a permis d'en faire l'histoire succincte mais complète.

CHAPITRE I

EXPOSÉ GÉNÉRAL DE LA GREFFE DENTAIRE.

Historique. — On ne sait pas quel est le premier qui eut l'idée de replacer dans son alvéole une dent arrachée, et constata qu'elle se consolidait suffisamment pour pouvoir de nouveau servir à la mastication. C'est peut-être une acquisition pour l'art dentaire due comme bien d'autres au hasard.

Un dentiste maladroit a peut-être voulu par ce moyen, masquer momentanément son erreur, et fit ce jour là sans le savoir, et surtout sans le vouloir, une véritable découverte.

On peut encore supposer qu'un chirurgien ait essayé par ce procédé de conserver à son client des dents qu'un traumatisme venait de lui faire perdre.

Quoi qu'il en soit, la réimplantation date de loin, et à la fin du XVIIIe siècle on réimplantait les dents et surtout on les transplantait sans la moindre hésitation. Par la transplantation, un client riche échangeait ses dents mauvaises contre des dents saines, achetées à quelque malheureux savoyard ; car c'étaient les gens de ce pays qui de ce temps là vendaient leurs dents, comme aujourd'hui les filles de nos campagnes vendent leurs cheveux.

On ne réimplantait alors, et surtout on ne transplantait que des dents saines. Dans l'ignorance où l'on était du mécanisme de la consolidation de la dent, on n'osait pas risquer l'opération avec une dent dont les racines tout au moins ne fussent dans toute leur intégrité.

C'était restreindre singulièrement la pratique de la réimplantation.

La transplantation, quoique d'abord plus fréquente que la réimplantation, ne pouvait pas non plus devenir une opération journalière, il était très difficile de trouver chez les vendeurs une dent semblable à la dent malade. Mais chose plus grave, l'opinion publique reprocha à la transplantation d'être immorale, en encourageant les indigents à subir des mutilations à l'avantage des riches ; et les médecins lui portèrent le dernier coup, en l'accusant de faciliter la propagation de maladies contagieuses. La transplantation devint dès lors une rareté.

Hunter voyant les succès de réimplantation obtenus avec les dents cariées, obturées ; mais dont les racines étaient saines ; se demanda si l'on ne pouvait pas essayer de conserver une dent n'ayant de mauvais que l'extrémité de la racine. Ne pouvait-on pas réimplanter cette dent après avoir réséqué l'extrémité malade? La dent, ainsi guérie et si peu diminuée, ne pouvait-elle pas se consolider comme un autre à racine saine? Hunter l'admit, mais ne pratiqua pas l'opération.

En France c'est Delabarre qui en 1820 pratiqua le premier et sur lui-même la réimplantation dans de pareilles conditions, elle réussit, la dent réimplantée guérit et dura neuf ans.

Alquié en 1858 pratiqua le second cette opération sur un soldat. Elle réussit pareillement.

En 1875, M. Magitot pratique pour la troisième fois la réimplantation d'une dent réséquée. Comme dans les cas précédents, le sujet guérit des douleurs et inconvénients provoqués par la dent malade, celle-ci se consolida et servit de nouveau à la mastication.

M. Magitot répète alors plusieurs fois cette opération et toujours avec succès.

La réimplantation permettait ainsi de conserver des dents qu'on avait rejetées jusque-là, de les guérir d'une maladie fréquente et jusqu'alors incurable. Elle était destinée à devenir une opération vratment utile et de plus usuelle.

En 1877, M. David contribue puissamment par sa thèse inaugurale à faire admettre cette opération dans la pratique chirurgicale.

C'est que, non-seulement dans ce travail il rapporte trois beaux succès de réimplantation, empruntés à la pratique de son maître M. Magitot ; mais encore, pour la première fois, il donne de cette opération une explication vraiment scientifique, toute physiologique, qui avait été vainement cherchée avant lui.

Des efforts nombreux avaient été faits cependant et quelques résultats avaient été obtenus.

Hunter et plus récemment M. Philippeaux avaient réellement prouvé que les dents continuent à vivre après leur réimplantation.

Ces expériences sont mémorables et doivent être citées. Je les emprunte à la thèse de M. David. C'est Hunter qui parle.

« J'arrachai à un homme une dent saine, et, après avoir

fait avec une lancette, une plaie assez profonde dans la partie la plus épaisse de la crête d'un coq, j'indroduisis la racine de la dent dans cette plaie et je la consolidai avec des fils qui furent passés au travers de la crête. Quelques mois après, le coq fut tué et j'injectai sa tête avec une injection très fine. Ensuite, la crête fut enlevée et mise dans un acide affaibli. La dent ayant été ramollie par l'action de cet acide, je divisai en deux parties égales la crête et la dent suivant la longueur de cette dernière.

Les vaisseaux de la dent étaient bien injectés, et je remarquai aussi que la surface externe de la dent adhérait partout à la crête par des vaisseaux, présentant ainsi un mode d'union semblable à celui des dents avec la gencive et les alvéoles.

Je dois faire remarquer ici que cette expérience est loin d'être toujours suivie de succès. Sur un grand nombre de tentatives je n'ai réussi qu'*une seule* fois. »

Cette expérience cependant fut de nouveau réalisée par M. Philippeaux, qui en a fait présenter la relation par M. Vulpian à la Société de biologie, 11 octobre 1869.

» Le 13 janvier 1853, M. Philippeaux, après avoir fait une incision dans la crête d'un coq, y introduit une dent incisive d'un cochon d'Inde, né depuis quelques heures. La dent, bien complète, est munie de son bulbe, et elle est placée dans la crête de telle sorte que le bulbe soit dans la profondeur de la plaie et l'extrémité libre vers l'extérieur. Cette dent avait le jour de l'expérience huit millimètres de longueur sur deux millimètres de diamètre.

Le coq a été tué dix mois après l'opération. La dent, qui, le jour où elle avait été insérée dans la crête, était complètement cachée dans la plaie, faisait au moment de la mort une saillie de cinq millimètres de longueur.

M. Philippeaux a mis à nu, sur la pièce préparée, la partie de la dent cachée ou greffée dans la crête, et il a pu constater que cette dent, dans sa longueur totale, mesurait treize millimètres : *elle s'était donc accrue de cinq millimètres en longueur.* »

Ces deux faits prouvent par l'autopsie que la dent avait contracté des connexions vasculaires avec le tissu de la crête, et que par conséquent elle avait vécu. L'expérience de M. Philippeaux est surtout concluante, car la dent ne peut augmenter de longueur à moins qu'elle ne vive.

Un fait analogue confirmant le précédent, est observé chez l'homme et rapporté par Twist (1).

Celui-ci eut l'occasion de réimplanter une dent chez un enfant, et non seulement il la vit se consolider, mais encore *continuer à s'accroître* comme son homologue du côté opposé.

A ces faits, vient se joindre celui que nous rapportons plus loin (obs. VIII) de M. David démontrant également la reprise vitale d'une dent réimplantée.

Ici encore la vitalité de la dent est démontrée par sa croissance même, c'est la nature elle-même qui se charge de la démonstration.

Tous ces faits, et d'autres encore, étaient bien connus, mais ils rencontraient beaucoup d'incrédules ; on se refusait à les admettre, parce qu'on ne les comprenait pas.

C'est alors que M. David sembla en relever le mystère, par son ingénieuse théorie.

1. *Dublin-journal* t. XXII p. 113. 1842.

Il convient de dire que cet auteur pour lancer son interprétation trouva le terrain préparé par les travaux de M. Paul Bert, publiés en 1863 dans sa thèse inaugurale sur la *greffe animale*, et surtout par ceux de M. Ollier, son maître, sur la greffe du périoste. La greffe dentaire n'était qu'une déduction des travaux de ces deux savants appliqués au tissu de la dent.

M. David dans sa thèse de 1877 écrivit sur la greffe dentaire un chapitre qui s'est trouvé complet du premier coup. Depuis, ce judicieux observateur a fait plusieurs communications à différentes sociétés savantes, mais elles n'ont rien changé au premier travail, elles n'ont fait que le confirmer.

Enfin en 1880, il fait paraitre dans le Journal de thérapeutique, une derniére publication intitulée de la *greffe dentaire* comme la thèse inaugurale, qui peut être considérée à la fois comme le complément de ses publications antérieures et un résumé complet de la question.

Avant de donner quelques indications sur ce dernier travail, n'oublions pas de dire que M. Magitot, le 19 janvier 1879 a lu à la Société de chirurgie un mémoire consacré à l'étude de la greffe dentaire. Cet auteur, qui précédemment n'avait pas cru à la reprise des dents par la greffe, partage dans ce mémoire les idées de son élève et apporte à leur défense le chiffre imposant de cinquante opérations faites par lui-même, dont quarante-cinq avec succès.

Toutefois M. Magitot interprète le mécanisme de la greffe d'une façon différente de M. David. Pour lui, le périoste alvéolo dentaire, très adhérent au cément, vient tout entier sur la racine dans l'extraction. Quand on pratique la réimplantation ce périoste se recolle à la gencive d'abord, à la paroi osseuse de l'alvéole ensuite.

Voici d'ailleurs ses propres paroles extraites de son rapport.

« Le mécanisme de la consolidation consiste d'abord dans le rétablissement des adhérences vasculaires entre l'anneau du périoste resté sain autour du tronçon de la racine et la muqueuse gingivale. Ces premières connexions sont bientôt suivies du retour des liens vasculaires avec la paroi osseuse alvéolaire elle-même. Elles sont amplement suffisantes pour rétablir au sein des tissus de la dent greffée le mouvement nutritif interrompu. »

Cet historique fait, voici maintenant la théorie de la greffe dentaire brièvement exposée, d'après le dernier ouvrage de M. David (1).

Une dent réimplantée se consolide, parce qu'elle reprend des connexions vasculaires, parce qu'elle continue à vivre, et cela, grâce à l'enveloppe périostique qui revêt la racine de toute dent arrachée.

M. David, par des expériences faites au laboratoire de l'hôpital de la Charité avec M. le professeur agrégé Remy, a pu se convaincre que dans toute extraction de dent le périoste alvéolo-dentaire se divise en deux lames : une mince qui reste dans l'alvéole, l'autre plus épaisse qui accompagne la racine de la dent. Grâce à celle-ci, la dent constitue un véritable bourgeon conservant une vitalité propre en dehors de l'organisme pendant un temps encore indéterminé et variable suivant les circonstances.

1. De la greffe dentaire : Exposé et observations. Paris 1880, chez Masson.

Si pendant que la dent est encore ainsi vivante, on la replace dans son alvéole ou dans un alvéole étranger, le périoste dentaire se réunit au périoste alvéolaire par réunion immédiate, la dent continue à vivre et se consolide.

On peut encore placer la dent dans un tissu différant de l'alvéole, et grâce à son périoste, elle contracte dans ce nouveau milieu des liens de nutrition qui lui permettent de continuer à vivre. Ainsi se trouvent expliquées les expériences de Hunter, de M. Philippeaux.

La consolidation d'une dent se résoudrait en définitive pour M. David à une greffe périostale.

M. David nous dit encore (1) : non-seulement la dent se greffe par son périoste, et cela suffit pour qu'elle se consolide, mais la pulpe elle-même peut, dans certains cas, reprendre ses connexions vasculaires et continuer à vivre après la réimplantation.

Pour cela, il faut que la pulpe dentaire soit dans toute sa vitalité et tout son volume, ce qui se rencontre seulement chez les jeunes sujets.

On sait, en effet, que l'ivoire sécrété par la pulpe est formé par des couches concentriques qui s'appliquent les unes aux autres de dehors en dedans, il en résulte que la cavité de la dent, et par suite le volume de la pulpe diminuent de plus en plus ; chez le vieillard, la cavité arrive à être nulle et la pulpe a disparu.

L'extraction d'une dent chez un sujet jeune sépare donc la pulpe en deux parties : l'une très volumineuse qui est contenue dans la dent, l'autre beaucoup plus petite qui

1. *Du sort de la pulpe dans les opérations de greffe dentaire.* Société de biologie, 9 novembre 1878.

reste au fond de l'alvéole. Quand on réimplante la dent, ces deux parties se trouvent en présence, et chez les adolescents les surfaces de section sont assez considérables pour permettre un affrontement large et suffisant à leur réunion. Ceci n'est pas une simple vue de l'esprit. Wiesemann et Mitscherlich ont constaté l'intégrité de la pulpe et la reprise de ses connexions vasculaires à l'autopsie de chiens auxquels ils avaient réimplanté des dents.

M. David a été plus heureux, il a pu saisir le fait sur l'homme lui-même; il en a fait le sujet d'une observation trop importante pour être passée sous silence (1).

Observation VIII

Déviation sur l'axe de l'incisive latérale supérieure gauche.

Sujet : demoiselle, 15 ans.

Affection. — Cette dent est en rotation sur l'axe d'un quart de cercle.

Extraction involontaire alors qu'on se proposait simplement d'effectuer la rotation brusque, 12 février 1878.

Anatomie pathologique. — Dent absolument saine, notre but était de la tourner sans l'arracher.

Nous ne l'avons complètement extraite que par suite d'un mouvement de l'opérée.

Remise en place immédiate de la dent dans une situation normale.

Suite de l'opération. — Douleur légère le premier jour, nulle ensuite. Ligature de la dent. Petit appareil contentif exerçant une pression verticale de bas en haut sur la dent remise.

Résultat. — Consolidation le troisième jour avec un excès de longueur de deux millimètres.

1. *De la greffe dentaire*. G. Masson 1880, p. 17.

Jusqu'ici nous n'avons eu affaire qu'à une simple réimplantation, tout l'intérêt se concentre dans l'observation suivante qui n'est que la continuation de la précédente.

Observation IV

Sujet. — Le même.

Affection. — L'incisive latérale gauche supérieure a conservé un excès de longueur de deux millimètres à la suite de la réimplantation. Notre but est de réséquer le sommet de la racine pour corriger cet excès de longueur.

Extraction volontaire cette deuxième fois, 20 avril 1878.

Anatomie pathologique. La dent était absolument saine, *quant à son périoste* et *quant à sa pulpe* qui avaient l'un et l'autre parfaitement repris.

Traitement hors de la bouche. — Résection de trois millimètres sur la racine sans toucher au pédicule pulpaire.

Remise en place après deux minutes.

Suite de l'opération. — Pas de réaction inflammatoire, légères douleurs pendant deux jours. Application d'un appareil contentif pendant trois jours.

Résultat. — Guérison, au cinquième jour la consolidation est parfaite. Le raccourcissement désiré est obtenu. 21 avril 1880, la guérison se maintient intacte. La dent conserve sa couleur, sa forme, sa sensibilité normales.

Nous avons eu ainsi une preuve évidente de la reprise de la pulpe. Le sujet de cette observation a été présenté à la *Société de médecine pratique,* séance du 3 juin 1880.

Cette observation nous parait absolument convaincante. Voilà une dent qui réimplantée le 21 février 1878 est extraite une deuxième fois le 20 avril de la même année, c'est-à-dire deux mois après, c'était un temps bien suffisant pour trouver de la suppuration ou de la résorption de la pulpe, si elles avaient dû se produire, or la dent est trouvée saine, il y a même tout lieu de croire que la pulpe a repris une deuxième fois, puisque en juin 1880, deux ans après la deuxième réimplantation, la dent se trouvait posséder toutes ses qualités normales.

Seulement il ne faut pas oublier que l'opération a été faite sur une dent saine et chez un sujet jeune, deux conditions importantes pour la réussite et qui ne se rencontrent que très rarement dans les opérations ordinaires de réimplantation.

D'ailleurs la reprise de la pulpe n'est pas nécessaire à la consolidation des dents, mais sa constatation apporte un argument précieux en faveur de la greffe dentaire.

Une fois la possibilité et la vérité de la greffe dentaire démontrées, l'auteur nous indique les différentes applications qu'on peut en faire. Nous ne citons que les plus pratiques.

On peut greffer une dent dans l'alvéole qu'elle occupait déjà, c'est la greffe *par restitution* ou réimplantation.

On peut greffer une dent dans un alvéole qui lui était étranger. C'est la greffe d'*emprunt*.

Celle-ci comprend deux subdivisions suivant que la dent, en changeant d'alvéole, reste dans la même bouche, ou passe dans une bouche étrangère. Dans le premier cas on pratique une simple *transposition*, dans le second, la *transplantation*.

Voici d'ailleurs le tableau que donne M. David.

Greffe par restitution : réimplantation.

Greffe d'emprunt { transpostion.
transplantation.

L'auteur nous donne ensuite des indications de chacune de ces opérations, et leur manuel opératoire.

Il nous cite vingt opérations de réimplantation sur lesquelles il n'a eu qu'un insuccès et il termine en exposant cinq observations de transposition et de transplantation toutes suivies de succès et dont la dernière est vraiment trop intéressante pour ne pas être citée.

Observation V (1).

Transplantation d'une incisive latérale supérieure saine à la place d'une dent similaire cariée. — Consolidation au bout de trois jours.

Madame L..., 35 ans, a perdu par le fait de la carie, la couronne de son incisive latérale supérieure droite. Elle vient nous demander de lui greffer en place de la racine restante, la dent similaire de sa bonne.

Cette incisive se trouve déviée sur son axe et située, presque en entier, derrière la rangée normale.

Aussi le sacrifice en est-il volontiers consenti.

1er novembre 1879. — En présence de notre confrère, le Dr Monard, d'Aix-les-Bains, nous pratiquons les deux extractions. La racine de la dent cariée ne porte pas trace d'altération.

L'autre incisive que nous croyions saine, présente une petite carie latérale que nous obturons. Elle est facilement implantee dans son nouvel alvéole ; mais nous sommes forcé de la reprendre pour user un tubercule de sa face postérieure qui gênerait l'occlusion de la bouche. Après quinze minutes d'isolement nous la mettons définitivement en place. Pour l'y maintenir, nous appliquons un appareil contentif identique à celui employé pour les cas precédents. Voici cet appareil.

1. *Loco citato*, page 28.

Préalablement à toute opération, nous construisons un appareil contentif ainsi disposé : une plaque métallique exactement appliquée sur la partie antérieure de la voûte palatine et sur la face postérieure des incisives, se replie sur son pourtour antérieur en une gouttière où vient s'enchâsser le bord libre de ces dents ; des crochets latéraux servent à le fixer solidement aux molaires.

Cet appareil qui permet l'occlusion à peu près complète de la bouche immobilise parfaitement les dents antérieures, ou toute autre dent que l'on mettrait à leur place.

2 novembre. — L'opérée n'a ressenti aucune douleur et a parfaitement dormi ; appareil et dent se maintiennent bien, la gencive ne présente rien d'anormal.

3 novembre. — Madame L... vient nous voir sans son appareil ; la dent est entièrement solide.

10 novembre. — La dent est devenue légèrement douloureuse au niveau du collet ou le bord libre de la gencive est rouge et fougueux ; cautérisation de la gencive sur ces points.

12 novembre. — Guérison complète de cette gingivite ; indolence et solidité parfaite de la dent.

29 avril 1880. — Nous avons demandé des nouvelles de cette opération et voici ce que l'on nous répond : La dent « n'occasionne depuis longtemps ni gêne ni douleurs. Elle est absolument solide. Impossible de lui trouver plus de mobilité qu'aux autres. Elle sert comme les autres sans qu'on fasse le moins du monde attention à elle. Elle ne se distingue de sa similaire par aucun signe. Succès complet. »

A côté des auteurs qui croient qu'une dent ne se consolide que par le moyen de la greffe, il en est d'autres, non moins recommandables, tels que Richerand et Lisfranc, qui n'ont jamais cru à la révivification des dents réimplantées ; ces derniers ne voient dans la consolidation qu'un phénomène mécanique, c'est-à-dire un emboîtement parfait de la racine par la gencive d'abord et l'alvéole ensuite.

Mitscherlich nous a montré par ses expériences que les dents réimplantées peuvent se consolider mécaniquement par un processus un peu différent. Il réimplantait à des chiens des dents prises sur le crâne d'un chien mort depuis plusieurs années. Les dents étaient par conséquent bien mortes elles-mêmes ; et pourtant elles se consolidaient.

Il pratiqua l'autopsie et trouva que des bourgeons osseux, qu'il appelle ostéophytes, partant de la paroi alvéolaire se dirigeaient vers la racine de la dent. Ils se fixaient sur elle comme autant de chevilles en creusant des *trous à l'emporte pièce*.

Mitscherlich qui croit comme M. David à la séparation du périoste alvéolo-dentaire en lames lors de l'extraction, l'une dentaire, l'autre alvéolaire, pense que c'est la lame alvéolaire qui produit les bourgeons osseux. Ce mécanisme de consolidation a été désigné par son auteur sous le nom de *réunion osseuse* ; par opposition on pourrait appeler la greffe dentaire la *réunion périostale*.

Se basant sur la théorie toute mécanique de Mitscherlich, on a implanté dans les alvéoles vides des dents en métal ou en porcelaine, on n'a obtenu que des insuccès. Ces matières seraient peut-être trop polies ou trop dures pour que les ostéophytes puissent se creuser sur elles des cavités, comme ils le font sur les racines des dents naturelles.

En résumé nous trouvons dans la science deux théories pour expliquer le mécanisme de la consolidation des dents :

1° Théorie mécanique (Mitscherlich). Les dents sont retenues par des ostéophytes qui font office de vis de pression sur leur racine ;

2° Théorie physiologique (Dr David). Les dents sont retenues par la reprise vitale du périoste radiculaire : elles se greffent.

Quand on pèse les faits d'observation cités ci-dessus, je crois qu'il est bien difficile de se prononcer en faveur d'une théorie à l'exclusion de toute autre.

Evidemment, étant *bien démontrée l'existence des périostes dentaire et alvéolaire*, la théorie de la greffe dentaire paraît la plus logique, la plus séduisante, outre qu'elle se trouve actuellement défendue par des partisans éclairés et convaincus.

De plus elle a pour elle des faits indéniables. Quand on arrache après un temps assez long une dent réimplantée et qu'on trouve le périoste conservé, la pulpe saine ; quand les nécropsies montrent des vaisseaux rattachant le périoste dentaire aux parties voisines, il est logique d'admettre que la dent a continué de vivre après sa réimplantation.

D'un autre côté, en présence des expériences si bien faites de Mitscherlich, on ne peut douter de la consolidation de dents qui certainement n'ont pas repris après leur réimplantation par la raison toute simple qu'elles ne pouvaient pas vivre.

La théorie de l'emboîtement pur et simple de la dent, encore une théorie mécanique, est-elle elle-même inadmissible? Quand on voit les corps étrangers les plus divers s'enkyster dans les parties du corps les plus différentes, et y séjourner indéfiniment sans jamais causer d'accident, on ne voit pas pourquoi la racine d'une dent arrachée ne pourrait pas se fixer dans son ancien étui par un processus analogue à celui de l'enkystement et y séjourner indéfiniment sans que l'organisme tende à l'expulser.

Nous pensons, et en cela nous avons même l'assentiment du Dr David, qu'en science naturelles il ne faut point être exclusif. Il est indéniable que des dents se soient greffées. Il n'est pas moins vrai que des dents sans se greffer, se soient consolidées.

Nous allons nous occuper de ces derniers cas, et nous croirons avoir rendu service à la pratique de l'art dentaire en démontrant ce fait :

Une dent réimplantée peut se consolider sans se greffer.

Nous agrandissons ainsi le champ de la réimplantation, nous apportons une nouvelle ressource contre la perte des dents, nous reculons les limites de la chirurgie conservatrice.

CHAPITRE II

DE LA RÉIMPLANTATION DES DENTS

a. Définition. — Le mot de *réimplantation* est à lui seul toute une définition. Impossible d'en trouver une plus brève, plus claire, plus complète. Mais enfin, puisqu'en toute chose on exige une définition, nous dirons : *La réimplantation est une opération par laquelle on replace une dent arrachée dans son propre alvéole.*

b. Historique. — L'origine de cette opération se perd dans la nuit des temps. Dans l'historique du premier chapitre, nous avons fait comprendre combien elle paraissait naturelle en face d'un accident, d'un traumatisme qui enlève des dents saines. Hippocrate, paraît-il, a pratiqué la réimplantation dans ces conditions.

C'est la première phase de la réimplantation, elle est alors une opération toute accidentelle, c'est-à-dire non-voulue, provoquée par un accident, et destinée à rémédier à cet accident lui-même.

Dans une deuxième phase elle devient intentionnelle, elle est pratiquée dans un but thérapeutique.

Elle a pour objet les dents saines déviées, qu'elle se propose de redresser ; ou des dents malades mais qui n'ont de malade que la couronne.

C'est Pierre Dupont 1633 qui pratique et propose la réimplantation pour guérir les caries douloureuses rebelles.

C'est Fauchard (1786) qui a recours à la même opération dans le cas d'obturation difficile.

Quant aux dents malades dans leur racine, elles sont privées sans pitié du bénéfice de la réimplantation, on les rejette. L'opération ne réussirait pas, dit Mitscherlich lui-même.

Bourdet (1757) est le premier qui ait osé réimplanter une dent dont la racine n'était pas dans toute son intégrité (1). Il s'agissait d'une dent saine déviée ; pour la réimplanter et corriger la déviation, il fut obligé de réséquer l'extrémi.é de la racine et de limer une de ses arêtes dans toute sa longueur. Malgré cela l'opération réussit.

L'opération de Bourdet peut être regardée comme une opération mixte, intermédiaire, préparant la troisième phase de la réimplantation.

Dans celle ci on se propose de guérir et de conserver les dents qui sont malades même dans leur racine. La réimplantation est instituée comme le seul remède de la périostite alvéolo-dentaire.

Cette application nouvelle de la réimplantation est soupçonnée par Hunter, 1876. Elle est mise en pratique pour la première fois en France par Delabarre, 1820, pour la deuxième fois par Alquie, 1858, pour la troisième fois par Magitot. C'est à ce dernier auteur que revient l'honneur d'avoir fait accepter cette opération en France ; il est juste de dire qu'il a été puissamment aidé par ses élèves, et surtout par le Dr David (1877) qui par ses publications et, grâce à l'ingénieuse idée de la *greffe dentaire* a fait passer la réimplantation du terrain clinique dans le domaine scientifique.

1. Dr Th. David : Etude sur la greffe dentaire. Paris 1877, p. 56.

Pour énumérer toutes les opérations qui mobilisent la dent dans son alvéole, et qui paraissent avoir été inspirées par la réimplantation, je dois citer la *luxation* et la *rotation*. La luxation n'est qu'une demi réimplantation. Elle se propose de rompre le pédicule pulpaire en respectant le plus possible les attaches du périoste.

Pour cela on extrait dans une faible étendue la dent de son alvéole. Cela suffit pour rompre la pulpe sans décoller complètement la gencive du périoste. La section de la pulpe obtenue, on repousse la dent en place. Cette opération est employée surtout par les Américains.

La torsion ou rotation par laquelle le chirurgien tord la dent sur son axe, sans la sortir de son alvéole, rompt au contraire les attaches périostiques et respecte le pédicule pulpaire.

Elle ne peut se pratiquer que sur les dents uniradiculaires, encore faut-il que la racine soit absolument régulière, parfaitement arrondie et entièrement droite, sans quoi le mouvement de torsion n'est pas possible. Elle a pour but de remédier à la déviation des dents à une racine.

c. — Exposé anatomique et physiologique relatif à la dent.

Pour pouvoir étudier ce qui se passe dans la réimplantation, et pour bien en saisir les indications, il est nécessaire de posséder l'anatomie et la physiologie des parties qui concourent à cette opération. Nous serons très bref à ce sujet, nous ne voulons que signaler les faits les plus importants.

Dans l'exposition de ces questions, nous nous inspirerons principalement du bel ouvrage de M. Sappey.

Il serait difficile, croyons-nous, de puiser à une source plus savante et de s'abriter derrière un nom qui en cette matière ait plus d'autorité.

Il serait à souhaiter, qu'à l'exemple de Ch. Tomes, nous arrivions à désigner les faces correspondantes des dents par les mêmes noms. La courbure des maxillaires rendra toujours la chose impossible tant que nous conserverons ces dénominations de *antérieure*, *postérieure*, *externe*, *interne* employées jusqu'à aujourd'hui.

Ainsi la face antérieure des incisives correspond à la face externe des molaires, voilà donc deux faces correspondantes qui portent des noms différents, il en est de même pour les faces latérales.

Il est un moyen bien simple de faire cesser ces contradictions apparentes. Ce serait de prendre comme points de repère, le vestibule en dehors, et la langue en dedans, Chaque dent aurait alors une face vestibulaire et une face linguale.

Pour les faces latérales, il est encore possible de désigner par les mêmes noms les faces correspondantes.

Supposons, comme Ch. Tomes, la courbure du maxillaire développée en ligne droite, et sur cette ligne, prenons comme point de repère : d'une part, le milieu du maxillaire, c'est-à-dire l'interstice des deux incisives médianes, et, d'autre part, chaque extrémité de l'arcade dentaire, nous voyons alors que chaque dent a une face qui regarde le milieu et l'autre qui regarde l'extrémité. Nous appellerons la première face *médiane* et la seconde face *extrême*.

Grâce à ces nouvelles dénominations, quelle que soit sa position, la dent conservera toujours pour chacune de ses faces les noms invariables de face *vestibulaire*, face *linguale*, face *médiane*, face *extrême*, ces nouveaux points de repère constitueront les quatre points cardinaux de l'odontographie. C'est un moyen précieux de rendre les descriptions plus faciles, plus claires en même temps.

Tout le monde sait qu'au point de vue de sa conformation extérieure la dent présente une *couronne*, une *racine* et un étranglement intermédiaire qu'on appelle *collet*.

Les dents varient entre elles par la forme de leur couronne, par la forme et le nombre de leurs racines.

Elles sont constituées par une masse fondamentale qui est l'ivoire ou dentine, revêtue sur la couronne par l'émail et sa cuticule, sur la racine par le cément.

Comme composition chimique, elles se rapprochent des os ; comme eux, elles sont très riches en phosphate et carbonate de chaux. Mais leur origine les rapproche des ongles et des cheveux, elles sont le résultat d'une production épithéliale.

La dent proprement dite n'a ni vaisseaux ni nerfs. Elle possède pourtant une certaine sensibilité, très évidente à l'état pathologique. On cherche à l'expliquer (1) en supposant que les nerfs de la pulpe, dont la terminaison précise n'est pas connue, sont en relation avec les cellules de l'ivoire. Celles-ci envoient des prolongements qui parcourent les canalicules de l'ivoire et aboutissent dans les espaces interglobulaires situés à la phériphérie de l'ivoire. Ces cellules et leurs prolongements, bien que n'étant pas d'origine nerveuse, conduiraient cependant à la pulpe les impressions subies par la périphérie de la dent.

1. Anatomie dentaire, Ch. Tomes, 1880.

Si la dent n'a ni vaisseaux ni nerfs, elle se trouve en relation avec des organes très riches en vaisseaux et en nerfs qui servent à son développement et à sa nutrition. Ce sont d'une part la pulpe qui se trouve dans sa cavité et le périoste qui entoure sa racine.

La pulpe dentaire que M. Sappey appelle le bulbe (c'est une masse molle, pulpeuse, analogue au bulbe des follicules pileux, d'où le nom de bulbe dentaire sous lequel elle est connue) sert principalement et uniquement au développement de la dent, car ce but étant atteint, elle s'atrophie lentement et disparaît.

Elle est très volumineuse chez l'enfant, son pédicule est alors large, mais à mesure que les couches d'ivoire sont formées, en s'ajoutant les unes aux autres de la superficie vers la profondeur, elles diminuent le volume de la pulpe, elles amincissent son pédicule, et finalement ce dernier se trouve étranglé à l'extrémité des racines par la substance même à laquelle il a donné naissance. Nous assistons là à un véritable parricide. A partir de ce moment la pulpe disparaît et chez le vieillard la cavité des dents est vide ou nulle.

Quant au périoste alvéolo-dentaire, il contracte avec la dent des rapports plus durables. Il sert aussi à son développement, il sécréterait le cément. (Celui-ci a pour origine un produit demi liquide dans lequel se déposeraient presque aussitôt des granules phosphatiques. Le suc exhalé provient pour le cément directement des capillaires du périoste, Sappey).

Mais le développement du cément étant terminé quel rôle va remplir le périoste alvéolo-dentaire? des fonctions de nutrition? La dent paraît pourtant rester stationnaire et rien ne prouve qu'il se passe en elle un mouvement moléculaire d'assimilation et de désassimilation? Ne pourrait-on pas supposer que lorsque la dent a atteint tout son développement, le périoste ne persiste que comme trait d'union entre l'alvéole et la dent, ne jouant plus alors qu'un rôle de ligament? Cette supposition a été faite par un élève même de M. Magitot, et exposée à la Société de Chirurgie. Il est vrai de dire qu'elle n'a pas été admise.

Le périoste joue dans la réimplantation un rôle important, aussi devons-nous chercher à connaître sa structure en consultant les principaux auteurs qui en ont parlé.

M. Magitot (1) nous dit :

« *Intimément adhérent au cément*, lâchement uni à l'alvéole, il adhère en haut la gencive dont il ne paraît être qu'une continuation, arrive jusqu'à la pulpe *où il s'arrête*, à la fois muqueuse et périoste. Le périoste s'épaissit chez les vieillards et c'est peut-être à cela qu'est due chez eux la chute des dents. »

Voici ce que nous enseigne M. Sappey (2).

« P. 97. — L'alvéole se moule sur la racine, en s'insinuant entre l'un et l'autre le prolongement émané de la muqueuse gingivale contribue à leur union.

P. 98. — La muqueuse gingivale au niveau de la base des alvéole abandonne à ceux-ci un mince prolongement membraneux qui revêt leur paroi. Le prolongement ou périoste alvéolo-dentaire adhérant en dehors aux cavités osseuses et

1. Structure et développement des dents humaines. Thèse 1857.
2. Anatomie descriptive. T. IV, 3me édition 1879.

en dedans aux racines des dents complète l'union des unes et des autres.

Il a encore pour usage d'amortir les chocs, de fournir aux parois alvéolaires les élements de leur nutrition et de présider à l'accroissement du cément.

P. 114. — Par sa face interne, le cément s'unit d'une manière intime à l'ivoire, sa face externe adhère au périoste alvéolo-dentaire dont on peut *le détacher cependant avec facilité.*

P. 115. — Le périoste alvéolo-dentaire n'est que le prolongement de la couche fibreuse qui double la muqueuse gingivale. Sa structure cependant n'est pas tout-à-fait identique à celle du périoste des autres parties du corps. Il en diffère surtout en ce qu'il est privé de fibres élastiques, il est aussi plus mou.

Cette lame périostique a pour charpente une trame de fibres lamineuses que parcourent des capillaires sanguins et un grand nombre de filets nerveux disposés en plexus. »

Ch. Tomes (1) nous dit que le périoste alvéolo-dentaire est surtout riche en vaisseaux et en nerfs à son *sommet.*

« La membrane de la racine reçoit ses vaisseaux de trois sources différentes : des gencives, de l'os, des vaisseaux qui se rendent à la pulpe : ces derniers forment l'appoint le plus important.

« Je serais disposé à croire que la pulpe dentaire et le tissu qui forme le périoste ont une origine commune. Si l'on admet cette supposition, il sera plus facile de comprendre comment il se fait qu'ils se partagent en commun les vaisseaux et les nerfs. »

1. Anatomie dentaire, 1880.

Cette description de Ch. Tomes qui place à l'extrémité de la racine, le point du périoste alvéolo-dentaire le plus riche en vaisseaux et en nerfs, nous expliquerait suffisamment pourquoi la périostite alvéolo-dentaire est si fréquente en ce point. En effet, c'est en ce point de la racine que la mastication fait porter sa plus grande pression, c'est en ce point que se trouvent le plus grand nombre des vaisseaux ; il est donc naturel que ce soit lui qui s'enflamme le plus souvent.

Par contre, avant de pratiquer la réimplantation d'une dent *saine*, il faudrait bien se garder de réséquer l'extrémité de sa racine parce que ce point étant le plus vasculaire, c'est par lui que la greffe a le plus de chance de s'opérer — et c'est peut-être parce qu'on ne résèque pas les dents saines que la réimplantation réussit si bien dans ces cas.

Pour Ch. Tomes le périoste alvéolo-dentaire présente sur ses deux faces un aspect histologique différent mais à cause de nombreuses fibres transversales unissant ces deux faces, il ne croit pas à la division du périoste en deux lames lors de l'extraction.

« Il n'y a donc qu'une seule membrane qu'on appelle le périoste alvéolo-dentaire. »

On voit, d'après les citations précédentes, que les auteurs ne s'entendent pas bien au sujet du périoste alvéolo-dentaire, ce qui rend toute discussion anatomique difficile.

C'est M. Sappey qui insiste le plus sur le rôle ligamenteux du périoste ; ce qui m'encourage à penser que lorsque la dent a terminé son développement, les fonctions nutritives du périoste vis à vis d'elle deviennent bien obscures, tandis que son rôle serait alors plus exclusivement connectif.

PHÉNOMÈNES CONSÉCUTIFS A L'EXTRACTION

Cherchons maintenant à connaître ce que devient le périoste alvéolo-dentaire dans l'extraction.

Ici encore les auteurs ne sont pas d'accord.

Mitscherlich et M. David nous disent que le périoste est divisé en deux lames dans l'extraction : l'une alvéolaire, l'autre dentaire.

Nous avons vu que M. David s'appuie sur ce fait pour édifier sa théorie ; il nous assure s'être convaincu de cette division dans le laboratoire de la Charité avec le professeur agrégé M. Rémy.

M. Magitot se basant sur l'*adhérence intime du périoste au cément*, tandis qu'il est lâchement uni à l'alvéole, croit que tout le périoste alvéolo-dentaire suit la dent et que l'alvéole reste à nu.

Ch. Tomes ne croit pas non plus à la division du périoste.

En un mot qu'il y ait division ou non, à l'heure actuelle tous les praticiens croient que la racine de la dent extraite est récouverte d'un périoste.

Seulement ce périoste n'est pas facile à voir. A l'état sain il est même invisible, et je ne crois pas qu'il existe aucune préparation ayant pour but de démontrer sa présence.

A l'état pathologique le périoste se tuméfie, on l'aperçoit alors sous forme de frange ou de collerette autour de la partie nécrosée de l'extrémité de la racine dans les périostites alvéolo-dentaires.

On comprend de quelle importance est pour les partisans de la greffe la présence d'un périoste sur la racine de la dent. la dent sans périoste ne peut jouer le rôle de *bourgeon*, aussi devraient-ils s'efforcer par des préparations indiscutables de nous montrer ce périoste même à l'état sain, car c'est sur lui que repose toute la valeur de leur interprétation.

Puisque je parle de l'extraction, je dois signaler aussi deux autres phénomènes très importants qui l'accompagnent, mais qui se passent du côté du maxillaire, ce sont : *la rétraction immédiate de l'orifice alvéolaire et la résoption lente de sa paroi.*

Quand on arrache une dent, le trou qui en résulte sur le maxillaire se ferme en quelques jours. Si l'on regarde comment se fait cette occlusion, on voit que la gencive se renverse en dedans sur le bord de l'alvéole et que se rétractant de plus en plus elle finit par masquer la lacune alvéolaire qui persiste au-dessous d'elle.

La retraction de la gencive ne s'opère pas sans entraîner un peu celles des parois de l'alvéole.

Il y a là un phénomène d'élasticité qui se passe tout entier dans la gencive qui couronne l'alvéole et auquel le périoste dentaire reste étranger pour plusieurs raisons, d'abord, parce que d'après les auteurs, il n'a pas de fibres élastiques, et puis parce que, d'après l'opinion générale, il quitte la paroi alvéolaire dans l'extraction.

Mais en même temps que la gencive se rétracte, que les parois de l'alvéole se rapprochent un peu, la *résorption* fait disparaître l'alvéole lui-même en procédant de sa base, vers son sommet. Ce phénomène est moins rapide que le premier, il est même très lent, mais n'est pas moins constant, il est fatalement lié à l'extraction des dvnts.

M. Sappey nous dit : « Les arcades ou procès alvéolaires sont une dépendance des dents, elles naissent, se développent, et disparaissent avec elles. » Cela est si vrai que lorsque une partie de la racine est restée dans l'alvéole, la résorption de la paroi osseuse s'arrête une fois arrivée à son niveau.

Comment expliquer que cette résorption soit si étroitement liée à l'absence de la dent ?

On pourrait nous répondre que la paroi osseuse se résorbe parce qu'elle se trouve privée de son périoste qui a été extrait avec la dent.

Ceux qui admettent un périoste alvéolaire donnent l'explication suivante : ils admettent dans l'alvéole vidé un foyer d'ostéite raréfiante et productive à la fois, la partie gingivale de l'alvéole se résorbe, ses dépressions radiculaires se comblent (David).

Mais pourquoi la résoption s'arrête-t-elle au niveau d'un chicot ? Parce qu'il reste du périoste à son niveau, me dira-t-on ? Mais ce périoste, étant dans ce cas réduit à l'état de manchon, se trouve privé des vaisseaux qui lui viennent de la gencive, et s'il ne reçoit pas de vaisseaux de l'os ni du pédicule pulpaire, ce que Ch. Tomes seul admet, ce manchon périostique va se mortifier, et pourtant la résoption ne descendra pas plus bas, elle est définitivement arrêtée au niveau du chicot.

Ne pourrait-on pas admettre de ce fait que la résorption

n'a pas lieu parce que la muqueuse ne peut pas se rétracter, parce que la paroi osseuse est *soutenue*?

Cette explication est peu scientifique et pourtant la pratique paraît la justifier.

On a vu des dents mortes se consolider dans les alvéoles, il a donc fallu que par leur présence elles s'opposent à la résorption des parois, car si la résorption avait eu lieu, la consolidation évidemment n'eût pas été possible. Ces corps inertes n'avaient pu s'opposer à la résorption que d'une façon mécanique, qu'en résistant à la rétractilité des parties, laquelle constituait en même temps pour eux un élément précieux de consolidation.

Mais la loi énoncée par M. Sappey est toujours vraie, et dans ce dernier cas, la résorption n'est que dissimulée, n'est que retardée. Au lieu de s'opérer en quelques mois, elle s'accomplit en quelques années.

Pour moi, la résorption alvéolaire constitue le meilleur signe clinique que nous possédions pour distinguer si une dent réimplantée vit ou ne vit pas. Quand son bord alvéolaire se résorbe, c'est que la dent ne vit pas, l'alvéole se comporte comme s'il était vide, et si sa résorption marche lentement, c'est parce que ses parties ne peuvent pas se rétracter.

On dirait que la rétractilité des parties alvéolaires est la condition première de leur résorption.

Pour compléter ce qui a trait à la physiologie de la dent, n'oublions pas de dire que cet organe, à mesure que nous avançons en âge, tend à se séparer de l'organisme, semblable en cela aux cheveux auxquels nous l'avons déjà comparé.

Comment se fait cette chute ? Est-ce parce que le périoste s'épaissit, comme le suppose M. Magitot, ou bien parce qu'il s'atrophie ? Chez le goutteux et les diabétiques, l'acide urique et le sucre contenus dans leur salive sont une cause de mort pour le périoste, et les dents tombent présentant elles-mêmes des altérations particulières, qui les rendent transparentes.

Chez les vieillards, le système osseux est le siège d'une raréfaction générale ; cette raréfaction qui rend si fréquentes chez eux les fractures du col du fémur, ne pourrait-elle pas porter sur les parois alvéolaires pour les rendre trop grandes, ou même pour en précipiter la résorption ? On comprendrait très bien alors comment les dents manquant d'appui, tomberaient toutes seules, quoique parfaitement saines.

DISCUSSION

Disons d'abord que, règle générale, une dent réimplantée se consolide en deux ou trois jours, qu'elle devient complètement indolore en quinze jours, et peut alors servir de nouveau à la mastication.

D'après notre aperçu anatomique et physiologique relatif à la dent et à ses dépendances, nous allons voir combien il est difficile de savoir si une dent réimplantée vit ou n'est que tolorée.

Je vais m'efforcer de démontrer quatre choses.

1° Que la consolidation de la dent n'est pas un signe absolu de sa vitalité ;

2° Que la dent a elle seule ne fournit aucun moyen de reconnaître sa reprise ;

3° Que la suppuration consécutive à la réimplantation ne permet pas mieux de juger cette question.

4° Que l'amincissement est surtout la résorption alvéolaire sont les signes positifs de la non reprise de la dent.

1° La consolidation de la dent a été d'abord regardée comme le signe caractérisque de sa revivification. Les observations des anciens auteurs se terminent généralement par ces mots : la dent se consolida et reprit ses fonctions. L'opéré est alors considéré comme guéri et perdu de vue.

Quant à moi, je prétends que la consolidation d'une dent réimplantée est un signe infidèle et qui ne permet pas de distinguer si l'opération a ou n'a pas réussi, c'est-à-dire si la dent a repris des relations vasculaires avec le maxillaire ou si elle n'est que tolérée par lui.

En effet la consolidation de la dent est un résultat trop rapidement obtenu et surtout trop constant pour qu'il soit toujours et uniquement dû au rétablissement des vaisseaux entre la dent et l'alvéole.

Notons en premier lieu que cette consolidation se fait en deux temps. La gencive adhère d'abord au collet de la dent, puis les parties intra-alvéolaires restées mobiles pendant les premiers jours, se fixent à leur tour.

Tous ces phénomènes s'expliquent parfaitement avec ce que nous savons sur la rétractilité des parois alvéolaires après l'extraction. Nous avons déjà dit que la gencive se rétracte la première et les parois alvéolaires ensuite.

La tuméfaction des parois due au traumatisme de l'avulsion constitue dans les premiers jours un nouvel élément mécanique de consolidation.

Les partisans de la greffe qui considèrent la consolidation comme la conséquence exclusive de la reprise des liens vasculaires, admettent également que ces liens reprennent en deux temps : réunion immédiate au niveau de la gencive, réunion ultérieure au niveau de la paroi alvéolaire.

Quand la suppuration se déclare après la réimplantation, souvent le pus vient sourdre au-dessous de la gencive, ce qui semblerait prouver que la réunion immédiate de celle-ci n'était pas bien solide, ou peut-être, que cette partie que nous considérons comme réunie n'était que simplement accolée.

Pourquoi la réunion ne commencerait-elle pas par l'extrémité de la racine? Ch. Tomes nous dit que le périoste reçoit la plus grande partie de ses vaisseaux du pédicule pulpaire, il y a donc en ce point, d'après lui, des éléments plus nombreux de revivification ; et peut-être cette particularité expliquerait-elle les succès obtenus dans les réimplantations de dents saines. Celles-ci réimplantées avec toute la longueur de leur racine et tout leur périoste appliquent parfaitement les vaisseaux de celui-ci contre le riche tronçon vasculaire de la pulpe, condition qui ne peut pas se réaliser avec une dent réséquée.

C'est là une supposition nouvelle résultant de données anatomiques nouvelles elles-mêmes ; si elle était vraie, la résection des extrémités radiculaires ne devrait se faire qu'avec la plus grande réserve.

Quant à la réunion immédiate de la gencive, elle n'est pas impossible ; mais il serait vraiment singulier de voir ce beau résultat obtenu à tout coup dans la réimplantation, quand on l'obtient si rarement et si difficilement dans les autres opérations. Les lèvres d'une plaie sont pourtant autrement vasculaires que la gencive et le périoste dentaire, et, grâce aux sutures, la coaptation dans le premier cas n'est pas moins parfaite que dans le second.

Aussi dans la consolidation initiale de la dent, je ne vois qu'un phénomène de rétractilité, qui se reproduit fatalement dans toute réimplantation parce qu'il est mécanique. C'est lui qui assure la coaptation parfaite de l'alvéole sur la racine, condition très favorable à la reprise de la vitalité de la dent.

Quand et comment se fait cette reprise? nous ne le savons pas suffisamment.

Pour mon compte, je pense qu'elle n'est pas absolument nécessaire à la consolidation de la dent.

Quand on a affaire à une dent multiradiculaire du maxillaire inférieur, par exemple, je crois que la rétraction des différentes parties de l'alvéole suffit pour la fixer solidement. Cette dent donnera lieu, il est vrai, à de la suppuration, à des fistules, l'alvéole se résorbera lentement à son niveau, mais elle tiendra et pourra longtemps encore servir à la mastication.

Les dents mortes réimplantées par Mitscherlich, et pourtant consolidées, ne permettent pas de douter du fait.

Voilà pourquoi pour me résumer et pour revenir à mon point de départ, je dis que *la consolidation d'une dent n'est pas un fait absolu de sa vitalité* ;

2° La dent par elle-même ne nous donnera non plus aucun renseignement sur cette question.

La dent est un produit inaltérable, qu'elle vive sur le maxillaire, ou qu'elle ne soit que tolérée par lui, sa consistance, sa dureté n'en seront pas modifiées. La couleur seule pourrait apporter quelque élément de diagnostic, il n'est pas rare de voir une dent malade accuser son état pathologique par un changement de teinte, mais dans les conditions où l'on pratique habituellement la réimplantation, le changement de teinte n'a pas une grande valeur.

Il peut être attribué soit aux lésions antérieures à la réimplantation, soit à la présence du corps obturant la dent ;

3° Souvent après une réimplantation et à une distance

plus ou moins grande de l'opération, il se produit de la suppuration.

Elle peut être due à deux causes :

a. — A une inflammation de l'alvéole, ostéite, ayant pour but d'éléminer, de chasser la dent devenu corps étranger. Dans ce cas la reprise de la vitalité de la dent est impossible, sa consolidation initiale de plus en plus compromise, l'alvéole se résorbe tous les jours davantage et la suppuration ne s'arrête qu'à la chute de la dent. Cette suppuration est donc un signe d'insuccès complet au point de vue de la greffe.

b. — Aux lésions occasionnées par la périostite alvéolo-dentaire, pour la guérison de laquelle on a pratiqué la réimplantation. On a bien réséqué l'extrémité malade de la racine, mais il a pu rester sur la paroi correspondante du maxillaire un point nécrosé, et la suppuration durera tant qu'il ne sera pas complètement éliminé.

Cette deuxième suppuration n'a pas la même signification que la première, ici la reprise vitale des parties en contact peut parfaitement avoir lieu, pourvu qu'on empêche le pus de venir s'opposer à leur réunion.

Concluons donc en disant que la suppuration est toujours une complication fâcheuse ; mais, comme elle a une double origine, elle a aussi une double signification, et par conséquent elle ne précise rien sur le sort de la dent.

Puisque nous parlons de la suppuration consécutive à la réimplantation, ce sujet est trop important pour ne pas lui accorder quelque développement.

Nous allons exposer la manière différente dont elle se

comporte au maxillaire inférieur et sur le maxil laire supé rieur.

Nous montrerons les lésions qu'elle engendre, et nous décrirons les divers traitement qu'on a cherché à lui opposer.

Au maxillaire supérieur, après une réimplantation, le pus produit dans l'alvéole, obéissant à la pesanteur, descend sur la racine, et, glissant entre elle et la paroi alvéolaire, vient sourdre au-dessous de la gencive ; l'écoulement est incessant, mais s'il est peu abondant il peut passer inaperçu pour le malade. Le chirurgien attentif reconnait cette suppuration et sait que la gencive ne se recolle pas sur la dent : tous ses efforts pour obtenir ce résultat restent infructueux, la gencive se résorbe, et, au bout d'un temps, toujours long, la dent devient mobile, et doit être extraite.

Le propre de la suppuration ayant pour siége une dent réimplantée au maxillaire supérieur c'est de passer pour ainsi dire inaperçue. Le pus vient sourdre sous la gencive au fur et à mesure de sa production, il ne se collecte pas et donne rarement lieu aux abcès, aux trajets fistuleux, mais il empèche complètement la consolidation de la dent.

Au maxillaire inférieur, le pus au contraire s'accumule au fond de l'alvéole ; si la suppuration est très abondante, il pourra remonter le long de la racine et venir sourdre sous la gencive ; mais celle-ci est quelquefois assez adhérente au collet de la dent pour s'opposer à l'issue du pus. Quoi qu'il en soit, le plus souvent une collection se forme à l'extrémité de la racine, la paroi externe du maxillaire est soulevée, elle se perce et laisse sortir du pus par un orifice qui reste fistuleux. Le plus souvent la fistule est muqueuse et s'ouvre dans le vestibule ; son trajet est quelquefois plus profond passe au-dessous du vestibule et vient s'ouvrir à la peau, sur le menton, on a alors une fistule cutanée.

Le propre de la suppuration ayant pour siège une dent réimplantée au maxillaire inférieur, c'est de donner lieu à la formation d'un ou plusieurs abcès, et à l'établissement d'une ou plusieurs fistules. Mais cet inconvénient a un avantage, c'est que le libre écoulement du pus en dehors permet à la paroi de l'alvéole d'adhérer à la racine de la dent. La reprise des connexions vasculaires est alors possible, si elle ne tarde pas trop à se produire.

La présence du pus dans l'alvéole est donc la cause principale, pour ne pas dire unique, des insuccès de réimplantation; aussi beaucoup de procédés ont été imaginés pour amener le pus au dehors.

Fauchard, nous dit M. David, conseillait de différer l'obturation des dents réimplantées, Il voulait que le canal dentaire restât libre tant qu'il y avait de la suppuration, pour que celle-ci pût s'écouler librement au dehors. Ce conseil avait pour but de favoriser l'adhérence de la racine à la paroi alvéolaire, mais il exposait la couronne creuse et cariée à se briser sous les efforts de mastication. Selon nous, on devrait dans ce cas pratiquer l'obturation mais en laissant à travers le corps obturateur un petit pertuis qui serait la continuation du canal dentaire. On aurait soin de placer son orifice externe de manière qu'il ne fût pas trop souvent bouché par des débris alimentaires. De la sorte on atteindrait le but que se proposait Fauchard, tout en consolidant et conservant la couronne.

Quelques praticiens font à l'avance la part du pus et tracent sur la racine un sillon qui doit le conduire audehors. C'est là, je crois, une mauvaise pratique, d'abord parce que le pus peut ne pas obéir à cette invitation et suivre une route autre que celle qu'on lui a tracée, — l'opération dans ce cas est tout à fait inutile, — de plus ce procédé compromet l'intégrité du périoste, en retranchant une bande longitudinale qui aurait pu être utile à la consolidation. Enfin quand on obtient si difficilement l'adhérence de la paroi alvéolaire à la racine à cause du pus il est imprudent de faire écouler cette sécrétion entre eux, surtout quand on a une autre route à lui offrir.

Quelques praticiens plus hardis proposent avant la remise en place de la dent, de pratiquer une fistule sur la paroi alvéolaire externe. C'est un moyen un peu douloureux pour le malade, assez difficile à mettre en pratique, par conséquent nous n'oserions pas le recommander, d'autant plus qu'il peut ne pas être nécessaire. En effet la suppuration et la fistule ne s'établissent pas toujours. Pour nous, dans tous les cas de réimplantation de dent obturée, nous n'hésiterions pas à pratiquer à travers le corps obturateur un petit trajet faisant suite au canal dentaire; dans tout autre cas, nous nous abstiendrions de toute pratique préalable, mais dès que l'existence du pus nous serait démontrée, nous établirions sans hésiter une fistule, et nous nous efforcerions de faire passer par là tout l'écoulement purulent soit par des lavages, des injections, soit surtout par des succions fréquemment pratiquées avec une petite ventouse appropriée.

Après cette importante digression concernant la suppuration consécutive à la réimplantation, je reviens au quatrième paragraphe de la discussion.

4° L'amincissement de la gencive et surtout la *résorption alvéolaire* sont des signes positifs de la non reprise de la dent.

Nous savons que lorsqu'un alvéole est vide, il se rétracte et se résorbe. La vacuité de l'alvéole et sa résorption consécutive sont si étroitement liées ensemble qu'on peut conclure de l'une à l'autre : un alvéole vide doit se résorber, et tout alvéole qui se résorbe est physiologiquement vide.

Donc, pendant que la dent réimplantée est le siège de suppuration, si nous observons que sa gencive s'amincit et surtout que son bord alvéolaire se résorbe, oh alors, il n'y a pas de doute, la dent est bien un corps étranger ; car l'alvéole se comporte comme s'il était vide.

Seulement cette résorption est lente parce que la dent réimplantée empêche la gencive et les parties osseuses de se rétracter, et d'après nous, la rétractilité des parties alvéolaires est la condition première de leur résorption. La dent quoique destinée à être éliminée, pourra faire encore un certain usage, retenue sur ce maxillaire par un simple phénomène de compression.

Pour terminer cette discussion, nous dirons que nous ne possédons aucun caractère immédiat qui puisse nous renseigner tout d'abord sur la vitalité de la dent réimplantée. Si après plusieurs années d'observation, nous n'avons constaté sur la dent réimplantée ni de suppuration ni de résorption alvéolaire, alors seulement nous serons autorisé à dire que la dent réimplantée a repris ses connexions vasculaires.

Pour affirmer ce diagnostic, il faudrait se baser peut-être non-seulement sur les caractères objectifs de la dent, mais encore sur les sensations que le malade ressent à son niveau. Pour assurer que la dent est parfaitement rétablie, il faudrait que l'opéré en toute circonstance soit physiologique, soit pathologique n'éprouvât au niveau de la dent réimplantée ni plus de sensibilité ni plus de douleur qu'au niveau des autres dents restées saines.

INDICATIONS

Qnand faudra-t-il pratiquer la réimplantation ? Toutes les fois qu'on ne pourra pas faire autrement.

Cette opération en effet, ne réussit pas toujours, ses plus chauds partisans sont obligés d'en convenir, ils nous accusent des insuccès à raison de 5 pour 100. C'est peu, il est vrai, mais c'est assez pour faire réfléchir avant de rompre les adhérences d'une dent avec son alvéole, sans compter que la réimplantation fait courir les chances de l'extraction, on peut briser la dent que l'on désire réimplanter.

Par conséquent, dans toutes les caries douloureuses rebelles, au lieu de pratiquer la réimplantation, comme le conseille Pierre Dupont, 1633, j'aimerais mieux pratiquer la luxation des Américains. Je puis, par ce moyen, obtenir l'insensibilité de la dent, tout en conservant une partie de ses adhérences.

Dans les obturations difficiles, situées dans l'interstice des dents, au lieu de suivre l'exemple de Fauchard (1780) qui pratique la réimplantation, j'aimerais mieux entamer un peu la face linguale de la couronne.

Je crois, en un mot, que la réimplantation doit être réservée au traitement de la périostite alvéolo-dentaire.

Cette maladie siége principalement à l'extrémité des racines, soit parce que c'est le point de la dent qui force le plus dans la mastication, soit parce que c'est le plus vasculaire, d'après Ch. Tomes.

Elle peut se terminer par résolution, ou engendrer de lésions diverses telles que : kyste, épaississement du périoste, exostose, mais le plus souvent elle entraîne la dénudation et la nécrose de l'extrémité radiculaire. Dès lors il y a là au fond de l'alvéole, un corps étranger qui par sa présence détermine une suppuration intarissable, d'où formation d'abcès sur la paroi externe de l'alvéole en un point correspondant à la racine malade, établissement de fistule, etc.

Toutes ces lésions ne pourront guérir que si le corps étranger vient à être éliminé, c'est-à-dire si l'on résèque l'extrémité douloureuse.

Si la résection pouvait se faire sur place, à travers la fistule muqueuse suffisamment dilatée, il faudrait s'abstenir de l'extraction. Ce mode opératoire a été proposé à la Société de chirurgie par M. Martin, de Lyon, mais il a été repoussé à cause des difficultés qu'il rencontre le plus souvent.

Il faut donc recourir à l'extraction ; mais au lieu de jeter cette dent malade comme on le faisait autrefois, comme on le pratique encore aujourd'hui, je demande qu'on la traite convenablement et qu'on la réimplante.

Très souvent par ce moyen bien simple, on conservera longtemps encore un organe important pour la mastication.

Il va sans dire que plus la dent sera saine et le sujet jeune plus facilement s'obtiendra la consolidation.

MANUEL OPÉRATOIRE

Il comprend trois temps :

1° L'extraction ;

2° Traitement de la dent ;

3° Remise en place.

1° *Extraction.* — L'extraction doit être faite avec le plus grand ménagement. Il faut exclure la clef, car celle-ci en inclinant la dent en dehors ou en dedans, détruit plus ou moins l'orifice alvéolaire, le déforme, l'agrandit : conditions qui rendent la consolidation de la dent plus lente, quelquefois même impossible.

On emploiera donc le davier ; la couronne étant le plus souvent malade, se briserait sous la moindre pression, aussi on décollera la gencive le plus possible de manière à saisir la dent uniquement sur son collet.

On tirera dans l'axe de la dent, pour ne pas agrandir l'orifice, on tirera lentement ce qui permettra d'amener dans leur totalité les racines d'une dent légèrement barrée par divergence ou convergence. Il importe en effet beaucoup, d'après M. Magitot, pour la réussite de l'opération d'obtenir la dent dans son intégrité.

2° *Traitement.* — Une fois la dent extraite, si la racine seule est malade, on la résèque avec la pince de Liston pendant qu'on le tient encore avec le davier. Si la couronne est malade et s'il faut pratiquer une obturation, il est nécessaire de saisir la racine de la dent avec les doigts, mais pour protéger le périoste, il importe de saisir la racine avec un linge mouillé dans un liquide alcalin chauffé à 30 degrés : *eau tiède, légèrement salée,* précautions nécessaires pour que le périoste ne se dessèche pas et conserve les conditions d'alcalinité et de température qu'il avait dans l'économie. La dent étant complètement traitée, on procède au troisième temps.

3° *Remise en place.* — Avant de replacer la dent dans son alvéole, il faut d'abord disposer celui-ci. Pour cela le chirurgien place la dent dans de l'eau tiède et salée. Libre de ses mains, il vient arrêter l'hémorrhagie de l'alvéole, le débarrasser des caillots qu'il pourrait contenir, et le dessécher complètement. Tout cela se pratique facilement au moyen d'une boulette d'ouate imbibée d'alcool ou d'eau alcoolisée. Une fois l'alvéole nettoyé, on procède à la remise en place.

Le malade ne peut se défendre alors d'un sentiment de frayeur, il vient d'être fortement secoué par l'extraction et il a peur d'éprouver les mêmes douleurs.

L'opérateur a beau lui répéter qu'il n'a pas à souffrir, que ce n'est rien, il se prête mal à l'opération.

Le plus souvent ce n'est rien en effet que cette remise en place, quand on a soin de faire reprendre à la dent la même position, il faudrait pour se tromper, apporter bien peu d'attention. Ce n'est qu'en arrivant au fond de l'alvéole que l'opérateur rencontre un peu de résistance apportée par les tissus déjà rétractés ou simplement tuméfiés par l'inflammation consécutive au traumatisme. Cette résistance est facilement vaincue par une légère pression sur la dent, ce n'est qu'à ce moment que le malade ressent un peu de douleur. A ce moment aussi a lieu un petit bruit, produit probablement par le départ des dernières bulles d'air que contenait l'alvéole, et qui indique que l'adaptation entre les parties est complète.

Si la dent était barrée, la remise en place pourrait être aussi douloureuse que l'extraction. Il faut rompre cette barre, limer le moins possible les racines sur leur face externe si elles sont divergentes, sur leur face interne si elles sont convergentes. On perd ainsi un peu de périoste, mais les parties ne sont pas refoulées, et la malade ne souffre pas.

Après avoir réséqué ou limé l'extrémité des racines, il ne faut pas oublier de les arrondir, une arête à ce niveau pourrait rendre pendant longtemps douloureuse la pression sur la dent.

Quand on réimplante une dent sur le maxillaire supérieur, il ne faut pas oublier d'exercer sur elle, pendant les premiers jours, une certaine contention. La chose est indispensable quand la racine est unique, conique, comme celle des incisives, et quand la dent est obturée ; dans ce cas le poids du métal entraîne la descente de la dent.

Avant l'extraction, on prend l'empreinte de la partie du maxillaire qui supporte la dent.

On peut se servir de la gutta-percha, le moule dans ce cas est facile à obtenir, il tient de lui-même par succion, mais il est volumineux dans la bouche, et ne peut être gardé pendant la mastication.

La lame métallique décrite par M. David dans son observation de transplantation page 20, constitue un appareil moins volumineux et que l'on peut garder pendant la mastication ; il protège très-bien la dent, on doit l'appliquer de préférence chez les enfants. Chez les adultes, un simple fil de soie embrassant la couronne de l'incisive et se fixant sur les dents voisines suffira pour obtenir la contention.

La réaction locale et générale qui suit l'opération est d'autant plus forte que les parties sur lesquelles l'on opère sont plus enflammées et plus altérées. Cela se comprend, car à l'inflammation première s'ajoute celle du traumatisme. Mais cette aggravation n'est que momentanée.

Le plus souvent tout se borne à une tuméfaction plus ou moins considérable du maxillaire qui a été le siège de la réimplantation. Au niveau de la dent opérée il existe plutôt de la gêne, de la chaleur que de la douleur. La nuit qui suit l'opération, il peut se produire un peu de fièvre et d'insomnie.

S'il y avait une fistule communiquant avec l'alvéole, il ne faudrait pas la laisser fermer tout de suite, de peur que le pus ne s'insinue entre la racine et la paroi alvéolaire et ne s'oppose à leur adhérence. S'il n'y avait pas de fistule, et si quelques phénomènes inflammatoires faisaient craindre la suppuration, il faudrait en établir une pour faciliter l'écoulement du pus en dehors.

En général tous les phénomènes consécutifs à la réimplantation sont très supportables.

La dent se consolide en trois jours, elle sert à la mastication au bout de quinze jours et après trois semaines, le malade se considère comme complètement guéri. Pour lui, il n'y a pas de doute la dent a repris. Le chirurgien instruit ne se pressera pas de partager la joie de son client ; il observera longtemps encore et ne déclarera son opération complètement réussie, que si, après de longs mois et même des années, il n'a pu constater ni suppuration secondaire ni surtout de résorption alvéolaire.

Observation I

Le 15 avril 1879 J... âgé de 31 ans, vint trouver M. X... pour se faire arracher la deuxième grosse molaire inférieure gauche. Il en souffrait depuis longtemps. Cette dent avait perdu une partie de sa couronne : un trait de section oblique de haut en bas, d'avant en arrière, et le dehors en dedans, respectant le tubercule antérieur externe, avait enlevé le tubercule postérieur interne jusqu'au collet, en intéressant légèrement les deux autres tubercules diagonalement opposés. M. X... parla d'obturation. J... la repoussa parce qu'il voulait en finir tout de suite, et demandait quand même l'extraction. M. X... proposa alors comme moyen terme l'extraction suivie de réimplantation. J... fut quelque peu surpris, mais il accepta quand M. X... lui eut dit : « J'ai pratiqué plus de vingt fois cette opération, elle m'a toujours réussi. »

15 avril, 3 heures. — L'extraction fut très-pénible à cause de la convergence des racines qui étaient d'ailleurs saines.

La dent fut obturée, reconstituée dans sa couronne, la barre fut rompue par quelques coups de lime qui taillèrent en biseau la face interne de l'extrémité de chaque racine. Grâce à cette précaution, les racines embrassèrent sans peine la cloison interradiculaire et purent reprendre leur place sans faire souffrir l'opéré.

Ce n'est que lorsque le chirurgien appuya sur la dent pour bien l'enfoncer que le patient ressentit un peu de douleur. L'opération était terminée à 4 heures par conséquent la dent était restée une petite heure en dehors de l'organisme.

Après l'opération, J... n'éprouva aucune douleur, seulement une certaine chaleur au niveau de la dent réimplantée. Il dîna avec quelque difficulté : la dent, qui était indolore quand les aliments ne portaient pas sur elle, devenait très sensible quand, par hasard, et malgré toute son attention, le malade commettait l'erreur de manger dessus. Plus de sensibilité aux liquides froids.

Dans la soirée, à la sensation de chaleur un peu accrue, était venues s'ajouter une espèce de tension et de gêne qui s'irradiaient en diminuant jusqu'au canal auditif correspondant.

C'est pendant la nuit que J... s'est le plus ressenti de l'opération. La chaleur, la gène sont encore plus vives et par moment deviennent presque de la douleur. Le sommeil est interrompu toute la nuit, à peu près d'heure en heure ; vers 2 heures du matin le malade se réveille saisi d'un léger mouvement de fièvre. Comme il étouffait de chaleur, il se découvre un peu ; le calme revient et le sommeil fut continue jusqu'à 6 heures, mais toujours d'une façon interrompue. Toutes les fois que le malade se réveillait, il etait comme suffoqué : il éprouvait le besoin de faire de grandes inspirations.

16 avril. — Deuxième jour de l'opération.

Visite à M. X... qui est étonné de trouver si peu de réaction du côté du maxillaire. En effet la gencive n'est pas enflée et c'est à peine si son bord, tout autour de la dent, présente un liséré rougeâtre.

Pendant le trajet pour aller chez M. X., apparaissent les premières atteintes d'une douleur, située au-dessous de l'angle de la mâchoire et ayant probablement pour siège un ganglion sous-maxillaire mais que l'on ne trouve pas.

Au déjeûner J... trouve que malgré tous ses soins, il appuie sur la dent plus souvent que hier au dîner. Est-ce maladresse? ou bien la dent sous l'influence de l'inflammation se serait-elle légèrement élevee? Il accepte volontiers cette supposition. Pour combattre cette ascension de la dent, il place la pulpe de l'indicateur gauche sur la couronne de la dent et relevant doucement la maxillaire inférieur contre le supérieur il arrive à exercer petit à petit sur la dent une assez grande pression.

Toutes les fois qu'il répétait cette manœuvre, il éprouvait les phénomènes suivants :

1° Douleur au commencement de la pression.

2° Insensibilité complète au moment où la pression est la plus forte.

3° Douleur nouvelle sitôt que la pression cesse, diminuant rapidemedt pour faire place à la sensation ordinaire de tension.

Le malade crut que ces douleurs, initiale et secondaire, étaient dues à la dilatation de vaisseaux enflammés et adopta l'explication suivante.

Le sang chassé du point comprimé en premier lieu fuit vers les vaisseaux voisins enflammés et les dilate, d'où : première douleur.

La pression continuant, le sang se trouve complètement chassé des vaisseaux enflammés dans les vaisseaux sains périphériques, à ce moment la pression bien que maxima n'est nullement douloureuse.

Mais dès qu'elle cesse, les vaisseaux sains surdistendus chassent leur excès de sang dans les vaisseaux enflammés alors vides, ceux-ci sont dilatés par ce reflux sanguin, d'où deuxième douleur cessant pour faire place à la sensation ordinaire de gêne sitôt que l'équilibre de tension s'est rétabli entre les vaisseaux malades et les vaisseaux sains.

Cette interprétation peut ne pas être exacte, mais elle explique très bien ces phénomènes qui persistèrent d'ailleurs tant que la dent fut douloureuse, mais en diminuaut d'intensité tous les jours.

Ce qu'il y a surtout de curieux dans cela, c'est cette douleur secondaire apparaissant quand la pression cesse.

Il n'y a qu'un mouvement de reflux du sang qui puisse l'expliquer.

Dans la soirée du deuxieme jour, vers 3 à 4 heures, la sensation de tension est plus forte et de temps en temps se produiseut quelques élancements.

La douleur sous-maxillaire est plus étendue, elle s'irradie vers l'os hyoïde, le doigt sent rouler sous la peau un ganglion tuméfié et douloureux.

La gencive semble un peu plus gonflée et le liseré qu'elle présente sur son bord est un peu plus large.

17 avril. — Troisième jour.

Cette nuit, la deuxième après l'opération, a été plus calme que la première. La tension au niveau de la dent et la douleur du ganglion sont moins intenses. La dent est de moins en moins sensible à la pression. Elle paraît fixée. La gencive est bien appliquée sur elle, même sur les parties reconstituées par le métal. Il serait difficile d'admettre qu'il y a en ces points réunion immédiate, ici la rétractibilité de la gencive est évidente.

18 avril. — Quatrième jour.

Nuit bonne. L'enflure du maxillaire a diminué. Dans la journée, l'air froid rend la dent plus sensible, il en résulte un peu de douleur qui s'irradie vers l'oreille.

19 avril. — Cinquième jour.

La chaleur du lit fait disparaître la douleur occasionnée par le froid.

L'air est également frais aujourd'hui et pourtant la douleur n'a pas reparu. Le malade s'est placé un tampon d'ouate dans l'oreille, est-ce cette précaution qui l'en aurait préservé ?

Le ganglion persiste toujours, mais il n'est pas douloureux à la pression.

20 avril. — Sixième jour.

Avec ménagement J... peut presser les maxillaires l'un contre l'autre sans souffrir.

Mais quand, plaçant un morceau de bois (un crayon) sur la dent malade, il fait porter toute la pression sur elle il éprouve de la douleur, et surtout quand le crayon porte sur le tubercule antérieur externe. Est-ce parce qu'il dépasse le reste de la couronne qui est en métal ? Ou est ce parce qu'étant la seule partie organique il conduit mieux et la pression et la douleur ?

J.., fume un cigare et la fumée du tabac reste sans inconvénient pour la gencive.

21 avril. — Septième jour.

La mastication commence à être possible du côté de la dent réimplantée. Le malade fume toute la journée, sans que la gencive en paraisse incommodée.

22 avril. — Huitième jour.

J... va voir M. X... qui paraît content du résultat, mais il craint la formation d'un abcès sur la paroi externe de l'alvéole au niveau du tubercule antérieur, à cause de la douleur déterminée par la pression sur ce tubercule. Il pratique un badigeonnage à la teinture d'iode, le soir la gencive était peu enflée, couverte d'une pellicule blanchâtre, c'était l'épithélium que la teinture d'iode avait mortifié.

24 avril. — Dixième jour.

J. essaye d'ébranler la dent, il semble qu'elle remue.

26 avril. — Douzième jour.

La mastication est plus facile.

29. — Depuis quelques jours, J. éprouve comme une espèce de colique sèche, il a dans la bouche un goût métallique astringent. Le métal qui a servi à l'obturation n'en serait-il pas la cause ?

1er mai. — Dix-septième jour. Commencement d'une première suppuration.

Le face externe de l'alvéole est un peu enflée.

2 mai. — Dix-huitième jour.

En pressant sur la face externe du maxillaire, on fait sortir par le bord de la gencive du pus, puis du sang. La dent n'est pas douloureuse.

3 mai. — Dix-neuvième jour.

Ce matin en pressant le maxillaire, il ne sort rien, mais dans la journée, la pression fait, comme hier, sortir entre la gencive et la dent du pus, puis du sang.

Ces phénomènes se reproduisent à peu près pareils pendant les jonrs suivants, mais bientôt il ne sort plus qu'un peu de sang et vers le 11 mai, il ne sort plus rien.

La gencive se laisse plisser comme la paroi d'un abcès vidé. Elle est désenflée. C'est la fin d'une première suppuration qui se termine sans fistule puisque le pus a passé par l'orifice alvéolaire.

11 mai. — Vingt-septième jour.

La mastication est parfaite.

13 mai. — Vingt-neuvième jour.

Visite à M. X... ; la dent va bien.

Pendant les jours suivants, tout continue à bien marcher, cependant quelque débris alimentaire se place toujours entre la dent réimplantée et la troisième grosse molaire. Un quart d'heure après le repas, il en résultait un agacement particulier siégeant sur la dent, dont le malade connaissait bien la signification, et qui l'invitait à chasser le corps étranger. Un beau jour cet inconvénient cesse pour ne plus se reproduire, la dent s'était appliquée assez fortement contre la troisième molaire pour empêcher les débris alimentaires de s'interposer entre elles.

30 juin. — Soixante-seizième jour.

J... s'aperçoit que les premiers mouvements de mastication déterminent un peu de sensibilité, le reste du repas se fait sans douleur. Il semble que la dent se déchausse légèrement. Le bord alvéolaire paraît se résorber surtout en avant et en dehors et au-dessous du tubercule antérieur externe.

11 mai 1880. — Treize mois après l'opération. Constatation d'une fistule.

Le maxillaire pressé au niveau du tubercule antérieur donne par un petit orifice du sang et un peu de pus. Évidemment c'est là une fistule qui s'est établie sournoisement. Malgré cela, la dent n'est pas douloureuse et sert très bien à la mastication.

Cette fistule, une fois établie, a toujours persisté. En pressant dessus ou en faisait sortir tantôt du pus, tantôt de la sérosité plus ou moins sanguinolente. La quantité du liquide excrété variait de une à deux ou trois gouttes.

Ces phénomènes se reproduisaient avec une ressemblance telle que le malade n'a pas cru devoir consigner les faits journellement.

Septembre et octobre 1880, dix-neuf mois après l'opération.

Pendant ces deux mois la fistule sécrète plus abondamment mais le pus ne s'écoule pas de lui-même, il se réunit d'abord au-dessous de la muqueuse et ce n'est que lorsque sa quantité est assez considérable pour déterminer de la gène que le malade, ainsi averti, presse dessus et vide la collection. Elle peut être évaluée à la valeur de trois à quatre gouttes de pus. La fistule se referme jusqu'à ce que le besoin de la vider se fasse sentir de nouveau, ce qui arrive à peu près une fois par semaine.

Novembre 1880, vingtième mois. — Depuis le commencement de ce mois, la fistule sécrète un peu moins, le besoin de la vider se fait sentir moins souvent, et le contenu moins purulent tend à se transformer en sérosité sanguinolente. Mastication toujours bonne.

20 novembre 1880. — Deuxième fistule.

Depuis quelque temps un point rouge s'était montré en arrière de la fistule sur une ligne verticale passant par le tubercule postérieur de la dent. Ce point rouge aujourd'hui plus gros et plus saillant se trouve terminé par une goutte de pus que la pression fait couler. Serait-ce le commencement d'une deuxième fistule ?

30 novembre 1880. — Le pus s'est reproduit sur le point postérieur, en le pressant, il sort abondant, il n'y a pas de doute c'est bien là l'établissement d'une deuxième fistule.

Malgré cela, la dent est plus solide que jamais et nullement douloureuse.

19 mai 1881. — Vingt-cinquième mois.

La fistule antérieure jette toujours en quantité notable, la fistule postérieure persiste sous forme d'un petit point rouge déprimé, elle jette peu ou presque pas.

La partie intermédiaire est enflée depuis quelque temps; à ce niveau existe une gène qui est plus forte au moment où la fistule antérieure est remplie de pus. Dès que celle-ci est vidée, la gène diminue mais ne disparaît pas complètement comme auparavant.

30 juin 1881. — Vingt-sixième mois. Troisième fistule.

L'ouverture d'une troisième fistule intermédiaire aux deux autres, est très visible, par la pression elle donne un pus bien lié.

21 novembre 1881. — Trente-unième mois.

Les fistules donnent moins depuis quelque temps, d'ailleurs quand on exerce une pression sur le maxillaire, le pus semble sortir également de l'alveole par son bord antérieur et externe, lequel est considérablement *résorbé*, à tel point que les fistules et ce bord en sont plus éloignés maintenant que d'un demi centimètre à peine. La dent sert toujours à la mastication.

14 juillet 1882. — Trente-neuvième mois.

Pendant toute la durée de l'année, les fistules se fermaient de temps temps en temps, se laissaient dilater par le pus et la gêne qu'elles déterminaient alors portait à les presser pour les vider.

Aujourd'hui les fistules paraissent taries, il ne reste plus que leu orifice se présentant sous forme d'un point rouge et déprimé — En pressant fortement dessus on en fait sortir encore un peu de sérosité rougeâtre. — En exerçant cette pression sur la première fistule, l'ongle sent une rugosité qui ne peut être que la paroi externe de l'alvéole mise à nu. En effet la gencive amincie sur toute la face externe de l'alvéole présente en ce point sa plus faible épaisseur. La résorption est plus marquée que jamais, très prononcée en dedans, elle est plus considérable en dehors, malgré cela la dent est solide et sert à la mastication.

En résumé, voilà une dent à racines saines, légèrement limées à leur extrémité, qui réimplantée le 15 avril 1879 se fixe en trois jours et sert à la mastication au bout de quinze jours : après trois ans passés elle remplit actuellement et parfaitement les mêmes fonctions. Au point de vue de la consolidation, c'est un succès, mais peut-on dire que cette dent vit ? pour mon compte, je ne le pense pas. En effet rappelons les divers accidents de cette réimplantation. Le dix-septième jour de l'operation, se développe un petit abcès qui se termine en onze jours sans laisser de trace car le pus passait par l'orifice alvéolaire. Treize mois après l'opération, etablissement, d'une première fistule, vingtième mois, deuxième fistule ; vingt-sixième mois, apparition d'une troisième fistule, et pendant tout ce temps la résorption alvéolaire, qui est manifeste vers le troisième mois, se prononce de plus en plus au point d'être considérable dans le quarantième mois.

Ainsi quand on voit cette dent donner lieu à une suppuration continuelle, quand on la voit assiégée de fistules et déchaussée en partie, peut-on dire qu'on a affaire à une dent vivante ? Non, les dents saines ne se comportent pas ainsi sur le maxillaire, et malgré sa solidité, on doit penser que cette dent n'est que tolérée, emprisonnée par le retrait de la gencive et de l'alvéole qui lui, d'ailleurs ne s'y trompe pas ; car après des efforts de suppuration continuels pour chasser le corps étranger, ne pouvant se rétracter, il se résorbe tout de même sur place. Au point de vue de la greffe dentaire, cette réimplantation malgré sa consolidation, doit être considérée comme un insuccès, précisément à cause de la suppuration consécutive et surtout de la résorption alvéolaire. Evidemment cette dent est destinée à être expulsée dans un temps plus ou moins rapproché par conséquent la réimplantation n'aura donné qu'un demi résultat, l'obturation, dans ce cas, eût donné mieux et J. eut tort de la repousser.

Observation II

En 1879 le même sujet souffrait de la petite molaire droite supérieure, il la faisait panser dans l'intention de la faire obturer, mais la suppuration était intarissable et contre-indiquait toujours l'obturation. En même temps une tumeur dure se développait sur la face vestibulaire du maxillaire, en un point qui semblait correspondre à la racine de la dent cariée.

Quand le pansement n'avait pas été pratiqué depuis longtemps, cette tumeur devenait à la fois un peu plus grosse et un peu plus douloureuse ; le jour du pansement, la douleur disparaissait, quant au volume, il diminuait les jours suivants.

Les choses marchaient de la sorte, quand la dent perdit en quelques jours et morceau par morceau toute la face linguale de la couronne. J. craignant de perdre ainsi toute sa dent avant de pouvoir la faire obturer, vint trouver M. X. et demanda la réimplantation.

Pour ne pas rompre le reste de la couronne, M. X. pratiqua l'extraction avec beaucoup de ménagements, il décolla la gencive le plus haut possible, puis avec un davier à mors courbes pour qu'ils ne portassent pas sur la couronne, il saisit le collet de la dent et tira le plus verticalement qu'il put.

La dent fut extraite avec beaucoup de peine, et malgré toutes ces précautions, elle fut cassée non pas à sa couronne mais à sa racine. On verra que cet accident ne pouvait être évité quand on aura lu la description de cette dent.

C'était, ai-je dit, la première prémolaire supérieure droite. Cette dent n'a souvent qu'une seule racine creusée de profonds sillons sur ses faces antérieure ou médiane et postérieure ou extrême ; quand elle en a deux, ces racines sont peu séparées l'une de l'autre. Ici ce n'était pas le cas, la dent avait deux racines, l'une interne ou linguale, l'autre externe ou vestibulaire, s'écartant sensiblement l'une de l'autre à partir de la couronne dans les 2/3 de leur longueur. Dans leur dernier tiers, elles étaient courbées ; l'interne, en arrière ; l'externe, en avant. Cette conformation bizarre ne permettait pas à la dent de sortir de son alvéole dans son intégrité, la racine interne fut cassée à la moitié de sa hauteur, elle paraissait saine, l'externe vint dans sa totalité, mais elle était cariée à son extrémité sur toute la face externe de la partie courbée en avant.

On avait alors alors sous les yeux la cause de la tumeur du maxilliaire. La réimplantation était ici bien indiquée, on avait affaire une périostite alvéolo-dentaire.

Malheureusement une racine était cassée, et c'était la bonne. M. X... ne croyant pas au succès de l'opération dans ce cas, ne voulait pas pratiquer la réimplantation. Mais J.., ne voulant pas garder sur le maxilliaire une brèche très visible, et sachant par expérience que la reimplantation n'est pas une opération douloureuse, la demanda tout de même. Puisque nous jouons avec les difficultés, dit M. X.., ajoutons-en une dernière, si vous voulez, nous ne remplacerons la dent que demain. J.., se prêta à cette expérience.

La dent extraite le 22 novembre 1879 à 4 heures du soir fut placée dans de l'eau froide et le lendemain après avoir été réséquée, obturée, fut remise en place le 23 novembre à 4 heures du soir, 24 heures après son extraction.

Ce point pourrait être interessant à noter pour les partisans de la greffe qui cherchent à connaître pendant combien de temps la dent extraite de son alvéole conserve sa propre vitalité.

Cette dent plombée était devenue trop lourde, l'alvéole avait été aussi quelque peu élargi, aussi la dent quittait facilement sa place et pendant toute la soirée J.., fut obligé de la repousser. Aucune réaction inflammatoire ni locale ni générale ne se déclara.

Le 24. — M. X... pour obvier à la descente de la dent fabrique un moule en gutto-percha qui s'appliquant sur tout le côté correspondant du maxillaire maintient parfaitement la dent en place,

Cet appareil fut conservé huit jours, au bout desquel il finit par se rompre. La dent paraissait tenir et M. X... ne crut pas devoir en appliquer un second. Malheureusement au bout de deux ou trois jours la dent ébranlée par quelque mouvement de mastication devint vacillante et recommença à descendre.

Le 11 décembre 1879. — Un deuxième appareil fut appliqué et conservé pendant quinze jours, au bout de ce temps, la dent paraissant solide, il fut abandonné.

Ici donc contrairement à la règle et à cause de la situation de la dent au maxillaire supérieur, la consolidation ne fut obtenue que trente-trois jours après l'opération.

Depuis lors la dent a gardé son adhérence, bien qu'elle soit toujours restée un peu au-dessous du niveau des autres dents. La gencive ne s'est jamais bien appliquée sur le collet de la dent, à la partie postérieure de la face linguale, près de la deuxième petite molaire, il a toujours persisté un espace dans lequel on introduisait près d'un centimètre et sans douleur un cure-dent en plume d'oie. Celui-ci en sortait chargé d'une à deux gouttes de sang épais presque coagulé.

La tumeur sur la face externe du maxillaire disparut quelques jours après la réimplantation.

Février 1880. — Trois mois après l'opération.

Sur la paroi externe, immédiatement au-dessus du collet de la dent, gonflement de la gencive, M. X... fait un petit badigeonnage à la teinture d'iode et le gonflement disparaît le lendemain.

Mai 1880 six mois apres l'opération, fistule, gonflement de la paroi externe de la gencive au niveau de la tumeur qui existait avant l'extraction. Ce gonflement diminue peu à peu, la paroi se ratatine, et finit par se percer, il en résulte un orifice par lequel la pression fait sortir un peu de pus. C'est l'établissement d'une fistule.

11 mai. — L'orifice diminue d'étendue, le bourrelet qui l'entoure s'affaisse, la pression fait sortir un peu de sérosité, pas de douleur.

15 juin. — Accident de mastication qui ébranle la dent. Depuis quelque temps la fistule jette un peu moins.

9 septembre. — La fistule ne jette plus, un petit point blanc indique la place de son orifice.

1er novembre. — La fistule se met de nouveau à jeter d'abord de la sérosité, ensuite, du pus bien lié.

12. — La fistule semble vouloir se fermer.

30 novembre. — A la pression la fistule ne donne rien. Le bord alvéolaire s'est considérablement résorbé.

Mai 1881. — La fistule jette toujours un peu.

Novembre. — Depuis un ou deux mois la fistule ne jette pas. La dent est très vaccillante et bascule en dehors avec la plus grande facilité. On ne peut la faire basculer en dedans, on est arrêté brusquemen et, si l'on insiste, on détermine un peu de douleur, il est probab'e qu'on est arrêté par la partie de la racine interne restée dans l'alvéole lors de l'extraction.

Depuis longtemps la dent est descendue et sa couronne dépasse le niveau des autres de près d'un demi centimètre. Malgré cela la dent tient toujours.

21 septembre. — Extraction.

M. X..., voyant la dent dans cet état veut l'arracher quand même, il n'a que la peine de la cueillir. Elle était restée deux ans en place.

La dent se présente alors sous le curieux aspect suivant. La racine interne qui avait été brisée est assez bien conservée, elle porte pourtant sur sa face postérieure ou extrême près du collet un *trou taillé à l'emporte pièce*, ayant 3 millm. de diamètre et 1 mm. de profondeur. La racine externe qui avait été réséquée est presque résorbée aux trois quarts. Elle a diminué de longueur et n'est pas plus haute que l'interne qu'elle dépassait très sensiblement lors de la réimplantation, même après avoir été réséquée. Ce qui reste semble sur sa face extrême et vestibulaire avoir été rongé comme par un rat jusqu'au canal radiculaire.

En résumé la première petite molaire supérieure droite est réimplantée le 23 novembre 1879, 24 *heures après son extraction*, elle ne devient solide que trente-trois jours après, grâce à une double application d'un moule en gutta-percha. Après six mois établissement d'une fistule. Un an après, la résorption de la paroi alvéolaire est manifeste. A 18 mois, la dent quoique sensiblement descendue est vacillante en dehors est encore adhérente. A deux ans, elle est cueillie plutôt qu'arrachée, On la trouve en partie résorbée surtout sur sa racine externe qui était la racine malade.

Ici, comme pour la première observation, il serait difficile après l'énumération de toutes ces lésions de soutenir que cette dent a vécu après sa réimplantation.

Sa remise en place après vingt-quatre heures d'extraction, la suppuration prolongée, la résorption alvéolaire surtout, et l'état dans lequel se trouve la dent après sa deuxième extraction ne permettent pas de le penser, et pourtant cette dent s'est consolidée et est restée adhérente pendant deux ans : nouvelle preuve que la consolidation n'est pas un signe de revivification.

Quant à la suppuration, elle s'est établie ici plus rapidement que dans le premier cas, la fistule est constituée à six mois. Cela n'a rien de surprenant puisque la dent était malade et le maxillaire peut-être aussi. Il y a même lieu de croire que cette fistule n'est pas due uniquement à la réimplantation. Le processus sub-inflammotoire par lequel elle s'etablit, son siège correspondant exactement à la première tumeur, tout cela fait croire que ce n'est là que la terminaison d'une nécrose du maxillaire antérieure à la réimplantation.

En effet cette fistule qui apparaît à six mois reste unique pendant les dix-huit autres mois que la dent demeure en place, et de plus elle donne très peu.

La sécrétion peu abondante est un caractère propre à toutes fistules du maxillaire supérieur consécutives à la réimplantation ; cela tient à la position de la dent. Le pus au lieu de s'accumuler au fond de l'alvéole, suinte le long de la racine et s'écoule au dehors d'une façon insensible, il résulte de cet écoulement le long de la racine que le recollement de la gencive ne se fait pas ou se fait d'une façon incomplète ; c'est ce qui a eu lieu précisément ici.

Puisque la gencive s'est incomplètement rétractée sur la dent, comment expliquer sa consolidation, comment expliquer ce mouvement d'oscillation en dehors que l'on observait sur la dent en dernier lieu et surtout comment expliquer sa résorption ?

La résorption de la racine externe qui s'est faite régulièrement de haut en bas pourrait, à la rigueur, s'expliquer par la dissolution des phosphate et carbonate de chaux dans le pus qui les aurait entraînés au dehors. Mais ce mécanisme ne peut pas expliquer le trou à l'emporte-pièce placé sur la face postérieure ou extrême de la racine interne. En l'examinant, on ne peut se défendre de penser à ceux que Mitscherlich nous a décrits et qu'il avait observés sur des dents mortes réimplantées à des chiens. Ces dents se consolidèrent, les chiens furent mis à mort, et à l'autopsie, il trouva que des bourgeons osseux partant de l'alvéole, venaient s'appliquer sur la dent comme autant de vis de pression. Quelques bourgeons avaient même pénétré la dent, et creusé sur elles des *trous à l'emporte-pièce*. C'était ce qu'il appelait la *réunion osseuse*.

D'après ces données, ne pourrions-nous pas supposer dans le cas qui nous occupe, qu'un ostéophyte partant de la paroi postérieure de l'alvéole est venu se fixer sur la face postérieure de la dent. Nous expliquerions ainsi la consolidation tardive de la dent, ce mouvement d'oscillation en dehors autour d'un axe antéro-postérieur que présentait la dent en dernier lieu, et enfin, ce trou à l'emporte-pièce situé sur la face postérieure de la dent. Ne pourrions-nous pas supposer que ce sont des ostéophytes qui ont également usé la racine extérieure ? la chose ne serait pas impossible, mais on expliquerait moins bien alors les mouvements d'oscillation de la dent en dehors, car l'alvéole externe étant rempli d'ostéophytes, les mouvements n'auraient pas été possibles. En un mot, dans cette deuxième observation la dent ne s'est pas greffée, elle ne le pouvait pas, et sa consolidation ne s'est sans nul doute faite que grâce au mécanisme signalé par Mitscherlich, c'est-à-dire par réunion osseuse.

Ainsi dans la première comme dans la deuxième observation nous avons affaire, je crois, à des dents simplement tolérées, je pense pouvoir en donner encore deux preuves basées l'une sur un fait physiologique, l'autre sur un fait pathologique.

Quand on est resté longtemps sans manger et qu'on éprouve le sentiment de la faim, tout le monde sait que les dents à ce moment sont le siège d'une certaine sensibilité qui porte à mordre ; dans le vulgaire on a traduit cette vague impression par un mot très heureux, on dit qu'on a les dents longues. Quant J... mettait trop d'intervalle entre ses repas, il éprouvait comme tout le monde cette espace d'irritation, mais elle était surtout marquée au niveau des dents réimplantées, preuve que celles-ci ne se comportaient pas comme les autres restées saines.

Quand J..., sous une influence quelconque, froid, fumée de tabac, etc., contractait un peu d'irritation de la muqueuse buccale, un peu de stomatite, les deux dents réimplantées étaient encore plus douloureuses que les autres, les fistules se rouvraient et la suppuration devenait plus abondante.

Là encore nous avons deux nouvelles preuves que les dents réimplantées ne se comportaient pas comme des dent saines, sans quoi elles n'auraient pas été plus douloureuses que les autres.

Il y avait certainement au niveau de ces dents une irritation lente, sourde, cause de l'établissement et de la permanence des fistules, et qui rendait les dents réimplantées, douloureuses lorsque survenait dans la bouche une lésion qui ne déterminait sur les dents saines qu'un peu de sensibilité.

Nous devons à l'obligeance de M. Poinsot, professeur à l'Ecole dentaire libre de Paris, une observation bien intéressante. Elle mériterait d'être citée dans tous ses détails ; mais le temps nous manque, aussi nous regrettons de n'en donner qu'un résumé relatant principalement les faits qui intéressent notre travail.

Mlle T..., santé délicate, 18 ans, se fit aurifier en 1876 l'incisive latérale supérieure gauche. En 1877, une fistule s'établit sur la joue, en un point qui paraissait répondre à l'extrémité radiculaire de la dent aurifiée. Les médecins crurent que cette fistule était due à la dent malade, et ordonnèrent son extraction. Elle eut lieu en 1878, à dix heures du matin ; la racine de 20 millimètres de longueur était parfaitement saine, aussi fut-il décidé que la dent serait réimplantée ; mais pour pouvoir montrer son intégrité au médecin de la famille, la réimplantation fut retardée jusqu'à 4 heures du soir.

La dent était donc restée cinq heures en dehors de l'économie, elle avait été placée pendant la plus grande partie de ce temps dans un liquide dont la température avait été maintenue à 30° environ. Elle fut remise en place dans toute son intégrité, et maintenue à l'aide d'un fil. Trois jours après, la dent était solide, et reprit peu à peu toutes ses fonctions. La réimplantation paraissait avoir complètement réussi.

En décembre 1879, la fistule de la joue réapparaît.

Un autre praticien consulté à ce sujet trouve que, au moment de la réimplantation, on avait eu tort de ne pas réséquer l'extrémité de la racine.

Il extrait de nouveau la dent, résèque 5 millimètres de la racine, et la réimplante.

Cette dent reprit son adhérence à l'alvéole, mais ne se consolida jamais bien, elle resta toujours longue et donna lieu rapidement à de la suppuration. En mai 1882, la dent était excessivement mobile en avant, la suppuration très abondante, la gencive gonflée et rouge ; enfin la paroi antérieure de l'alvéole était résorbée dans une assez grande étendue. La dent fut extraite.

Cette observation nous montre une dent réimplantée deux fois, mais avec des résultats différents. La première fois, la dent est réimplantée avec sa racine saine et entière, et l'opération paraissait avoir complètement réussi.

La deuxième fois, la racine est réséquée d'un quart de sa longueur ; ce coup-ci l'opération ne donne que de tristes résultats. La dent redevient adhérente mais ne se consolide pas bien, elle suppure continuellement, et finalement la paroi alvéolaire *se résorbe*, ce qui augmente la mobilité de la dent. Il est hors de doute que dans ce cas la dent n'a pas repris.

Si nous faisons l'anatomie pathologique de cette dent nous trouvons qu'elle présente trois grands trous, placés les uns au-dessous des autres mais de telle façon que la ligne qui les unirait les uns aux autres, décrirait un tour de spire complet.

A l'aspect de ces trous, on pense tout d'abord à la théorie de Mitscherlich, mais quand on les examine de près, on trouve qu'ils ne sont pas suffisamment taillés à l'emporte pièce. Il convient de dire que cette dent s'est brisée en tombant par terre : elle a été artificiellement reconstituée. Cette fracture a pu lui faire perdre une partie de ses caractères. Aussi je n'ose pas trop affirmer que dans la deuxième réimplantation l'adhérence a été obtenue par réunion osseuse. Je pense toutefois que, si cette dent avait été réimplantée sur le maxillaire *inférieur* dans les mêmes conditions et surtout chez un sujet plus vigoureux, la consolidation alors même que la dent n'eût pas repris eût été plus parfaite, la suppuration moins abondante, et l'usage de la dent plus prolongé.

Puisque notre travail est fait pour encourager à pratiquer la réimplantation même dans les circonstances les plus désespérées, citons une heureuse application qu'en vient de faire M. Poinsot. Il a réimplanté une racine malade, après en avoir réséqué l'extrémité où siégeait un kyste. La reprise de la racine a été telle qu'elle a pu servir de point d'appui pour une dent à pivot.

M. Poinsot a pratiqué sur la couronne artificielle un canal continuant celui de la racine, espérant par ce moyen empêcher le pus non-seulement de séjourner dans l'alvéole mais encore, et surtout, de glisser entre le périoste et la paroi alvéolaire en s'opposant à leur adhérence. Cette précaution a certainement exercé une bonne influence sur le résultat.

Pour être complet, je dois pourtant ajouter que au niveau du sommet de la racine se trouve une fistule à peine visible.

CONCLUSIONS

Pour toutes les raisons que nous avons longuement exposées, je crois pouvoir admettre que les dents qui font l'objet des deux premières observations ne sont que des dents tolérées.

Et voici les conclusions que nous avons cru devoir tirer de ce travail :

1° Les dents réimplantées se consolident presque toujours.

2° La consolidation des dents n'est pas un signe suffisant pour admettre la reprise des connexions vasculaires. Une dent réimplantée peut être solide et ne pas continuer à vivre.

C'est là un fait qui a été démontré depuis longtemps et que notre travail ne fait que confirmer.

L'absence complète de suppuration et surtout de résorption alvéolaire, constatée pendant plusieurs années, peut seule permettre de penser que la dent réimplantée vit.

3° Dans certains cas, la consolidation n'est probablement que le résultat d'une contention osseuse, d'après la théorie de Mitscherlich. La dent ne vit pas, elle se comporte dans l'alvéole comme un corps étranger, toléré, et retenu par des ostéophytes.

4° Les dents simplement tolérées peuvent fournir un assez long usage, et par conséquent on est autorisé à pratiquer la réimplantation alors que les circonstances ne permettraient pas d'obtenir une greffe dentaire.

5° Un temps très long (24 heures) séparant l'extraction de la réimplantation n'empêche pas la consolidation.

6° La présence d'une partie de la racine restée dans l'alvéole n'est pas un obstacle à la consolidation.

7° Les dents réimplantées du maxillaire inférieur se consolident plus facilement que celles du maxillaire supérieur.

Si nous rapprochons maintenant les deux parties de ce travail, pour en tirer des conclusions plus générales, nous dirons :

La greffe dentaire paraît démontrée aujourd'hui par des faits cliniques bien observés. Elle est donc possible. Elle a surtout des chances de réussir quand, chez un sujet jeune et vigoureux, on replace une dent saine et entière, récemment séparée de l'organisme, dans un alvéole sain. C'est ce qui se présente quand on réimplante une dent chassée par un traumatisme. C'est le cas le plus favorable. De bonnes conditions se rencontrent aussi dans la transplantation quand l'alvéole est sain, car la dent transplantée est, elle, toujours saine ; mais dans la transplantation la cooptation laisse quelquefois à désirer.

En dehors de ces deux cas, la greffe dentaire se fait dans des conditions moins favorables, parce que la dent le plus souvent est altérée, cariée, obturée, privée de pulpe et même réséquée dans sa racine. Les conditions sont plus défavorables encore quand aux lésions de la dent se joignent celles de l'alvéole : dénudation, nécrose, et pourtant c'est dans ces cas que la réimplantation aujourd'hui est proposée et pratiquée. La statistique de M. Magitot nous montre 45 succès sur 50 opérations. Celle de M. David 19 succès sur 20 opérations.

Pour moi, je ne doute pas des succès accusés par ces auteurs, seulement pour me conformer aux conclusions de cette thèse, je trouve que dans quelques cas la période d'observation n'est pas assez longue pour être absolument concluante.

Ce qui est incontestable, c'est que dans tous ces cas, la dent s'est consolidée et a repris ses usages. C'est là un fait indéniable et sur lequel je veux surtout attirer l'attention.

Aussi je dirai pour terminer : on doit réserver la réimplantation le plus possible parce qu'elle nécessite l'extraction, mais quand celle-ci est devenue nécessaire, on doit toujours la faire suivre de la réimplantation.

Il n'y a d'exception que pour l'enfant et le vieillard. Chez l'enfant une dent de lait sera toujours remplacée plus tard avec avantage par la dent définitive, et chez le vieillard, les dents ont trop de tendance à tomber d'elles-mêmes pour espérer que la dent réimplantée se consolide bien.

A part ces deux cas, on doit toujours recourir à la réimplantation. C'est là une opération facile à pratiquer pour tout le monde, peu douloureuse pour l'opéré et qui permettra très souvent de masquer sur le maxillaire une brèche désagréable et de conserver à la mastication un précieux auxiliaire.

Imp. A. DERENNE, Mayenne. — Paris, boul. St-Michel, 52.

Imprimerie A. DERENNE, Mayenne. — Paris, boulevard Saint-Michel, 52.

www.ingramcontent.com/pod-product-compliance
Lightning Source LLC
LaVergne TN
LVHW020041170826
845678LV00001B/372
* 9 7 8 2 3 2 9 6 9 2 6 8 5 *